RECHERCHES

SUR LA

CAPACITÉ DES OREILLETTES

DANS

QUELQUES MALADIES CHRONIQUES

DU MÊME AUTEUR

Grossesse de 8 mois; albuminurie; ictère grave. (*Annales de la Société de médecine de Saint-Étienne et de la Loire*, 1882, t. VIII, 23-27.)

Hystéro-épilepsie; hémiplégie droite; mal de Pott cervico-dorsal; tumeurs caséeuses du cerveau. (*Lyon méd.* 1881, t. XXXVII, p. 553.)

Pneumonie franche; manie transitoire. (*Lyon méd.* 1882, t. XXXIX, p. 383 et 419.)

De l'oxalurie (traduit de l'anglais). *(Lyon méd.* 1882, t. I, p. 597.)

Note sur une épidémie de fièvre typhoïde; étude comparative de la méthode de Brand et des lavements phéniqués. (Séance du 5 juin 1882 de la Société des sciences méd. de Lyon. *In Lyon méd.* 1882. t. L, p. 505 et 545).

Troubles nerveux complexes des extrémités consécutifs à une blessure du nerf cubital. (*Revue mensuelle de médecine*, 1884).

RECHERCHES

SUR LA

CAPACITÉ DES OREILLETTES

DANS

QUELQUES MALADIES CHRONIQUES

PAR

LE DR L. CÉNAS

ANCIEN INTERNE DES HÔPITAUX DE LYON, MÉDECIN DE L'HÔTEL-DIEU
DE SAINT-ÉTIENNE

LYON

IMPRIMERIE PITRAT AINÉ

4, RUE GENTIL, 4

1884

AVANT-PROPOS

Quand on parcourt dans les divers traités classiques les chapitres consacrés aux affections cardiaques, on est frappé de voir que les ventricules accaparent l'attention de l'anatomo-pathologiste et que leur étude semble englober toute l'histoire des maladies du cœur.

Pendant quelques années, sous l'influence de Beau, l'importance des oreillettes s'accrut notablement, mais elle ne tarda pas à déchoir quand sombrèrent les théories physiologiques de ce célèbre médecin.

Des travaux, dont les conclusions sont indiscutables grâce à l'emploi de la méthode graphique, sont venus plus récemment apporter à l'histoire des oreillettes une

1

importante contribution; mais, malgré leur haute valeur,
la physiologie normale et surtout pathologique de cette
partie du cœur n'est pas aujourd'hui suffisamment
connue.

En tous cas, consultant nos forces, nous n'avons pas
osé aborder les questions difficiles qu'elle soulève, aussi,
avons-nous limité notre sujet à l'étude d'un point de leur
anatomie, à savoir : l'étude des modifications imprimées
à la capacité des oreillettes par quelques états morbides
à marche chronique.

M. le professeur Lépine nous a suggéré l'idée de ce
travail, il en a accepté la présidence après nous avoir
puissamment aidé de ses conseils ; nous le prions d'agréer
l'expression de notre plus profonde gratitude.

Que MM. les professeurs Pierret et Soulier veuillent
bien accepter nos plus vifs remerciements pour les observations importantes qu'ils nous ont communiquées.

Nous remercions aussi nos collègues d'internat qui nous
ont facilité notre tâche, et en particulier MM. Comte,
Devic, Goumy, Lemoine, Trossat, et M. Borry qui nous
a prêté sa collaboration pour la traduction des ouvrages
allemands.

RECHERCHES

SUR LA

CAPACITÉ DES OREILLETTES

DANS

QUELQUES MALADIES CHRONIQUES

CHAPITRE PREMIER

CAPACITÉ DES OREILLETTES — DIMENSIONS DES ORIFICES CARDIAQUES ET DES CAVITÉS VENTRICULAIRES

L'évaluation exacte de la capacité des différentes parties du cœur est un problème qui préoccupe depuis longtemps les anatomistes. La question est très complexe, les recherches minutieuses, aussi les résultats ont-ils été très divergents.

Sénac, Winslow et Haller, suivant en cela la tradition d'Hippocrate, admettent que la capacité du ventricule droit est supérieure à celle du ventricule gauche.

Cruveilhier, au contraire, se fondant sur le retrait complet, la disparition totale de la cavité ventriculaire qui s'observe à droite comme à gauche chez les suppliciés, et en outre sur les résultats d'injections intra-ventriculaires (cire, suif), arrive à conclure que la capacité du ventricule gauche est prédominante [1].

Les difficultés sont plus considérables encore lorsqu'on veut déterminer la capacité des oreillettes; et là, nous trouvons des écarts importants entre les différentes évaluations.

D'après Laënnec, Bouillaud, le ventricule et l'oreillette du même côté auraient une capacité égale. Pour Legallois, Robin et Hiffelsheim, les oreillettes ont une capacité inférieure à celle des ventricules, et le rapport varie entre 1/3 et 1/5.

Enfin, si on les compare l'une à l'autre, on peut admettre avec la plupart des auteurs que l'oreillette gauche est plus étroite que l'oreillette droite dans la proportion de 4/5 (Cruveilhier), de 1/3 (Bouillaud), et de 3/4 d'après nos recherches personnelles.

Robin et Hiffelsheim admettent que, chez l'adulte, la capacité de l'oreillette gauche varie de 100 à 130 cm. cubes, et celle de l'oreillette droite de 110 à 185 cm. cubes. Nous croyons ces chiffres exagérés.

Nos recherches ont porté sur 150 adultes examinés de 24 à 36 heures après la mort. Chez les uns, la lésion, accidentelle ou à marche rapide et à peu près indépendante de l'appareil circulatoire, n'avait pas eu de retentis-

---

[1] Legallois a trouvé, au contraire, que chez les animaux morts d'hémorragie, la capacité du ventricule droit est plus marquée; les recherches de Cruveilhier sont d'ailleurs contredites par celles de Bouillaud, Bizot, Robin et Hiffelsheim.

sement sur le cœur ; ce viscère, d'ailleurs, présentait son poids, son aspect, son épaisseur normale.

D'autres avaient succombé aux progrès de la tuberculose ou de cachexies diverses.

Enfin les sujets qui forment le troisième groupe étaient morts d'affections cardiaques et pulmonaires.

C'est d'après ces données que nous diviserons notre travail. Il comprendra, par conséquent, l'étude de la *capacité des oreillettes :*

1° A l'état normal (chez l'homme de 30 à 60 ans);
2° Dans la tuberculose chronique et les cachexies;
3° Dans les affections cardiaques et pulmonaires.

Un mot des moyens d'investigation que nous avons utilisés. Au début, après avoir ouvert crucialement les oreillettes par leur face postérieure et avoir étalé leurs parois sur une surface plane, nous mesurions à l'aide d'un compas gradué les dimensions des deux circonférences verticale et horizontale de leur surface interne. Ces recherches étaient très délicates ; en outre elles donnaient seulement les dimensions du sinus auriculaire et nullement celles des auricules ; aussi, sans abandonner complètement ce mode de mensuration, qui offre l'avantage d'être rapide et de ne pas nécessiter des instruments spéciaux, lui avons-nous préféré bientôt un autre moyen qui fournit des résultats beaucoup plus précis.

Nous avons alors rempli la cavité de l'oreillette avec des haricots jusqu'à distension moyenne de ses parois ; comprimant ensuite le cœur au niveau du sillon auriculo-ventriculaire pour empêcher l'issue des graines entrées dans le ventricule, nous laissions tomber dans une éprouvette graduée celles qui remplissaient l'oreillette. Il nous était facile alors d'évaluer exactement le nombre de centimètres cubes occupé par elles dans l'éprouvette et représentant la capacité de l'oreillette.

L'étude de la capacité des ventricules, à cause de la présence des colonnes charnues, ne pouvait pas se faire de la même façon. Après les avoir ouverts en avant, depuis la pointe jusqu'à la crosse aortique ou l'infundibulum pulmonaire, nous avons mesuré, en étalant leurs parois, la circonférence de leur base, la hauteur de leur cavité (perpendiculaire abaissée du sommet sur la ligne étalée représentant la circonférence de la base), et enfin la longueur de leurs bords externe et médian. La coupe ayant porté à un centim. en dehors de la cloison interventriculaire, le bord considéré comme externe représentait donc l'étendue de la face intra-ventriculaire de la paroi antérieure, et le bord considéré comme médian, la longueur du bord externe de la cavité ventriculaire ; les chiffres que nous donnons représentent la moyenne de ces deux longueurs. Lorsque le ventricule gauche était dilaté nous avons en outre mesuré (au milieu de sa hauteur) la plus grande circonférence de sa surface interne.

Voici les chiffres moyens que nous avons trouvés pour l'état normal chez l'adulte :

1° Capacité de l'*oreillette gauche* 55 cm. cubes ; les extrêmes étant 40 cm. cubes (homme de 46 ans, très fortement constitué, taille de 1 m. 66) et 70 cm. cubes (homme de 58 ans, taille 1 m. 64).

Circonférence verticale 11 cm. 1/2 ;
Circonférence horizontale 10 cm. 1/2.

2° Capacité de *l'oreillette droite* 75 cm. cubes ; les extrêmes étant 50 et 100 cm. cubes.

Circonférence verticale 11 cm. 5 ;
Circonférence horizontale 13 cm. 1/2.

3° *Ventricule gauche :* Hauteur 7 cm. 9 ; circonférence de la base 12 cm. 5 ; bords 9 cm. 2.

4° *Ventricule droit :* Hauteur 6 cm. 85 ; circonférence de la base 15 cm. 3 ; bords 8 cm. 85.

5° *Orifices :* Aortique 7 cm. 1/4 ; pulmonaire 8 cm. ;

Auriculo-ventriculaire gauche 10 cm. 4 ;
Auriculo-ventriculaire droit 12 cm. 1/2.

Nous avons signalé plus haut les difficultés inhérentes à ces recherches ; nous ne nous exagérons donc pas l'importance des chiffres que nous venons de donner. Ce que nous voulions, c'était un chiffre moyen normal pour pouvoir lui comparer les chiffres trouvés à l'état pathologique à l'aide des mêmes procédés.

CHAPITRE II

CAPACITÉ DES OREILLETTES DANS LA PHTISIE, LA CARCINOSE ET LES ÉTATS CACHECTIQUES EN GÉNÉRAL

1° *Phtisie pulmonaire*

La diminution de volume du cœur, ce que l'on a appelé la phtisie cardiaque, n'avait pas échappé à l'illustre auteur du *Traité de l'Auscultation*, et c'est à cette époque que remonte la notion devenue vulgaire de la petitesse du cœur des phtisiques.

Les travaux postérieurs confirmèrent son opinion; Bizot[1] constata l'atrophie du cœur chez les phtisiques. Louis[2] ne trouva que 3 fois, chez 112 phtisiques, un cœur dilaté; la dilatation portait sur le ventricule gauche.

Bertin et Bouillaud[3] admirent l'influence de la tuberculose sur l'atrophie du cœur.

Laënnec avait attribué cette atrophie à l'amaigrisse-

---

[1] *Mémoires de la Société méd. d'observation* (1837).
[2] Louis. *Recherches sur la phtisie*, 2ᵉ éd., 1843, tome IV.
[3] Bouillaud. *Traité des mal. du cœur*. 1835, tome II, p. 463, 2ᵉ édition.

ment général. Louis soutint une opinion analogue et montra que le cœur présente les mêmes caractères dans les autres maladies chroniques, surtout dans les cas de cancer de l'estomac et de l'utérus.

Stokes [1], à peu près à la même époque, ajouta un élément important à la pathogénie de cette altération en faisant intervenir la diminution de la masse du sang et la résorption des tissus rouges.

Grisolle nia la dilatation du cœur dans la tuberculose; Chambers ne la trouva que deux fois sur 100 cas.

Voilà donc les grandes lignes tracées : le cœur n'est pas dilaté dans la tuberculose ; au contraire, il est atrophié ; il en est de même dans les cachexies. L'amaigrissement général, la diminution de la masse du sang, la résorption des tissus rouges, tels sont les différents éléments que l'on fait intervenir pour expliquer la diminution de son volume.

Cependant la question était loin d'être résolue : Peacock (1846) admit bien, après Louis, que les cachexies s'accompagnent d'une atrophie du cœur ; mais il trouva dans 50 cas de phtisie que la perte de poids subie par le cœur était insignifiante ; résultat dû, selon lui, à ce que la gêne de la circulation pulmonaire avait déterminé une hypertrophie du ventricule droit qui compensait la diminution du ventricule gauche amenée par la cachexie tuberculeuse. Une opinion semblable avait déjà été soutenue par Andral [2], Béclard et Clendinning.

Plus tard, Engel [3] arriva aux mêmes conclusions, aussi

[1] Stokes. *A treatise on diseases of the chest*, Dublin, 1839.
[2] Andral. *Clinique méd.* 3e éd., 1834.
[3] Engel. *Wien. med. Wochen.* 1863-1864.

bien pour les maladies chroniques que pour la tuberculose

Le professeur Jaccoud, admit que la dilatation du cœur droit est la règle, et il invoqua deux conditions pour l'expliquer : l'augmentation de pression dans les cavités du cœur et la diminution de la résistance naturelle du tissu cardiaque. Son élève Brun-Bourdaux rapporte trois observations d'insuffisance tricuspide; pour lui, dans la phtisie pulmonaire, la diminution du champ de l'hématose est au moins aussi accusée que dans l'emphysème et la dilatation du cœur droit serait à peu près constante. M. Bard[1] a démontré la fausseté des raisons sur lesquelles il a appuyé son opinion.

M. Jaccoud, d'ailleurs, dans la quatrième édition de son *Traité*[2], ne fait que signaler parmi les causes de la dilatation du ventricule droit l'infiltration tuberculeuse confluente; et plus loin, il ajoute[3] : « la dilatation du ventricule droit ne persiste pas ; quand vient la période de marasme, l'hématopoïèse est entravée, la quantité de sang diminue, le cœur participe à la dégradation générale des viscères, et on le trouve alors petit, atrophié ou atteint de l'altération graisseuse.

M. Barabé (1878), se basant sur les résultats de sept autopsies, conclut que l'atrophie porte sur le cœur tout entier. Bristowe[4] émet une opinion éclectique : dans certains cas il peut exister une dilatation du cœur droit, mais l'atrophie est la règle.

---

[1] Bard. *De la phtisie fibreuse chronique.* Thése de Lyon, 1879, p. 81.
[2] Jaccoud. *Traité de path. interne*, 4ᵉ éd., 1875, tome I, p. 601.
[3] *Loc. cit.*, tome II, p. 96.
[4] Bristowe. *The theory and practice of medecine*, 1876.

Il ne reste à signaler que quelques travaux récents pour terminer cet historique.

Pour M. Bard [1] « la dilatation du cœur droit se montre quand la lésion tuberculeuse a évolué à la phtisie fibreuse, quand par là même elle s'est compliquée d'emphysème. Elle est souvent liée à la présence de tissu fibreux et d'emphysème plus encore qu'à l'étendue des lésions franchement tuberculeuses et caséeuses ».

M. Du Castel [2] étudie avec précision le volume des ventricules ; il trouve, dans quinze cas de phtisie, un cœur petit, jamais de dilatation, ni d'hypertrophie.

Enfin, Spatz [3] conclut de recherches très nombreuses que dans la phtisie le cœur est atrophié, principalement le cœur gauche, et que le ventricule droit présente quelquefois une hypertrophie compensatrice. Quant au mécanisme de cette hypertrophie, il ne cherche pas à s'en rendre compte.

Nos observations nous autorisent à admettre que la question est beaucoup plus complexe qu'on l'a cru jusqu'à ce jour. Et d'abord l'influence mécanique seule ne suffit pas à expliquer la dilatation du cœur droit. Celle-ci peut faire complètement défaut chez tel phtisique dont les poumons sont infiltrés dans presque toute leur masse de nombreuses granulations caséeuses, ou bien présentent les lésions de la phtisie fibreuse ; et, dans tel cas de pneumothorax où il ne reste au malade qu'une portion

---

[1] *Loc. cit.*

[2] Du Castel. Hypertrophie et dilatation des ventricules. *Archiv. med.*, 1880. p. 25.

[3] Deutsch. *Arch. für klin. med.*, tome XXX, 1882.

très minime de parenchyme pulmonaire, la dilatation du cœur droit peut ne pas exister, ou bien être de beaucoup inférieure à celle qu'on trouve dans d'autres cas analogues où la circulation pulmonaire a été beaucoup moins interrompue (Obs. I, IV, IX).

En un mot, d'après nos recherches, la relation est loin d'être intime entre la gêne de la circulation pulmonaire et la dilatation des cavités droites.

Un autre élément existe souvent dans la phtisie, et celui-là beaucoup plus important, je veux parler de l'anémie. Les tuberculeux sont anémiques; mais quelle est la variété d'anémie qui est surtout en cause? s'agit-il d'une dyscrasie, l'hydrémie? ou d'une simple diminution de la masse du sang? Bien que nos recherches n'aient point porté sur cette question, elles contribuent cependant à démontrer l'existence de ces deux variétés d'anémie; la capacité des oreillettes est influencée différemment par chacune d'elles. Il y aurait alors à faire intervenir de nouveau une influence mécanique, mais bien différente de celle que nous avons discutée plus haut. Dans quelques cas où les lésions étaient identiques, la durée et la marche sensiblement les mêmes, la différence notable qui existait entre les dimensions des cavités cardiaques nous a paru tenir au volume de la masse du sang. Restant à peu près aussi considérable dans l'hydrémie que dans l'état normal, il continuerait à fournir aux parois cardiaques une sorte de ressort, les empêchant de s'affaisser et les maintenant dans leurs dimensions habituelles, tandis que chez les malades dont le sang reste rouge et dont l'anémie tient surtout à la diminution de la masse sanguine, le cœur se rétracterait, par l'effet même de son élasticité, pour continuer à presser sur cette masse liquide qui diminue progressivement et semble vouloir lui échapper.

La question est donc complexe, comme nous le disions en commençant : d'un côté la gêne de la circulation pulmonaire dont l'influence sur les dimensions du cœur droit est indiscutable dans certains cas ; d'un autre côté le volume de la masse sanguine qui soutient le muscle creux cardiaque ou qui, par sa diminution, lui permet de s'affaisser. Enfin, une troisième condition intervient, dont il nous reste à parler maintenant, le degré d'altération du muscle qui va lui faire subir passivement l'influence de la pression sanguine et qui va quelquefois le dilater au point qu'une insuffisance tricuspide pourra en résulter.

Pour plus de clarté et de rigueur, pour éliminer les conditions accessoires ou étrangères à la question, il faut choisir les exemples dans les maladies présentant pour caractéristique anatomique, comme la tuberculose, la dégénérescence hypoplasique des viscères et s'en distinguant par l'absence absolue de troubles de la circulation pulmonaire. La carcinose est de ce nombre ; elle se rapproche encore de la tuberculose par son influence sur l'atrophie du cœur ; cependant dans quelques cas, le ventricule droit est dilaté et l'on peut même observer une insuffisance tricuspide. Ici, le muscle cardiaque stéatosé (Ormerod, Quain) est seul en cause ; il a perdu son élasticité, et peu à peu ses fibres altérées se distendent davantage.

Pour nous résumer, nous dirons qu'il faut faire intervenir trois facteurs principaux dans la question de l'influence de la phtisie pulmonaire sur le volume du cœur :

1° Une influence mécanique consistant dans la gêne apportée à la circulation pulmonaire ;

2° Une autre influence mécanique dépendant du volume plus ou moins considérable de la masse sanguine ;

3° L'état d'altération ou d'intégrité du muscle cardiaque.

Le premier facteur agit sur le cœur droit seul, le second sur les deux cœurs, et le troisième principalement sur le cœur droit. Il est évident que presque toujours ces trois influences s'exercent simultanément, mais à un degré variable.

Nos observations peuvent former deux groupes : dans le premier, l'atrophie porte sur le cœur tout entier ; dans le deuxième, sur le cœur gauche seulement.

A. PHTISIE AVEC ATROPHIE TOTALE DU CŒUR. — Nous venons de dire que cette variété s'observe lorsque le sang est resté rouge jusqu'à la fin, c'est-à-dire lorsque le volume de la masse sanguine est très faible. Alors même que le champ circulatoire est restreint, la pression ne s'élève pas dans le système pulmonaire, puisqu'il est, malgré son peu d'étendue, encore plus ample que son contenu. Le cœur alors est ratatiné, il ne présente pas de surcharge graisseuse ; sa teinte, à la coupe, est vermeille, ainsi que l'avait dit Laënnec ; l'épaisseur de sa paroi ventriculaire n'est pas modifiée sensiblement.

Quant à l'oreillette, il est difficile d'évaluer exactement l'épaisseur de sa paroi ; mais sa capacité est encore plus réduite que celle du ventricule ; elle tombe à 30 et même à 25 cm. cubes. Son diamètre transversal est surtout rétréci, quelquefois au point qu'on peut tout au plus introduire le pouce dans sa cavité. Son diamètre vertical n'est pas modifié notablement, et comme la hauteur du ventricule est très faible, elle tend à occuper en arrière la moitié de la longueur du cœur.

Les orifices pourvus d'une zone fibreuse conservent à peu près leur diamètre; *a priori* il en devait être ainsi : le muscle qui est élastique se resserre, l'anneau fibreux qui offre plus de résistance reste en place ; là encore on peut voir l'influence de l'abaissement de la pression intra-cardiaque. Au contraire, dans les cas de dilatation des cavités cardiaques, ainsi que nous le verrons, l'augmentation de tension surmonte souvent sa résistance et parvient à le dilater.

Nous n'avons jamais trouvé un rétrécissement notable de l'orifice de l'artère pulmonaire ; dans un cas il était dilaté comme le ventricule et l'oreillette.

Le cœur droit subit les mêmes modifications de volume, et sensiblement au même degré (voir les Observations III, I et II) que le cœur gauche.

Les cas de cette première catégorie ne sont pas très fréquents ; nos deux premières observations en présentent des exemples remarquables ; les observations III et IV, tout en étant moins probantes, plaident dans le même sens. (Voir aussi l'Obs. XX.)

Il ne faudrait cependant pas conclure que les phtisiques dont le cœur est atrophié dans son ensemble ont tous le sang rouge, ce serait une erreur, et lorsque le sang est pâle, l'oreillette peut être rétrécie sans que ce fait contredise notre opinion. Il est bien certain que la tension reste la même dans le système circulatoire si, le volume du sang restant identique, ce sang devient pauvre en hémoglobine ; aussi peut-on observer l'atrophie générale du cœur chez un certain nombre de phtisiques dont le sang est pâle.

B. ATROPHIE DU CŒUR GAUCHE SEUL, LE CŒUR DROIT ÉTANT DILATÉ OU NORMAL. — Il s'agit maintenant de cas plus complexes et les divers éléments que nous avons signalés plus haut interviennent en général simultanément, chacun d'eux à un degré variable. L'atrophie, comme dans les faits précédents est plus marquée du côté de l'oreillette que du côté du ventricule.

Le plus souvent le malade avait le sang pâle, le volume de sa masse sanguine n'était pas notablement modifié, aussi le retrait des parois cardiaques est-il moins accusé que dans les observations de la première catégorie. Le cœur est également plus pâle et sa consistance moins ferme ; il semble avoir plus de tendance à la dégénérescence graisseuse et nous allons trouver dans le cœur droit les résultats plus palpables de la stéatose. Les travaux d'Ormerod, de Quain[1] ont mis hors de doute l'influence de la phtisie, du cancer, etc. sur la stéatose cardiaque. Cette dégénérescence peut seule être invoquée dans certains cas pour expliquer la dilatation du cœur droit, alors que la gêne circulatoire était insignifiante ; il est certain que plus le volume de sang sur lequel le ventricule aura à agir sera considérable et plus les lésions pulmonaires seront étendues, plus aussi la dilatation sera marquée. (V. les Obs. VIII, X, XI, XXII et XXIII).

[1] Quain. *Med. chir, Trans.*, série 2, tome XXXIII, 1850.

Les lésions pulmonaires qui peuvent déterminer mécaniquement la dilatation des cavités droites sont, en premier lieu, l'emphysème (observation X) ; ensuite la phtisie fibreuse, les adhérences pleurales généralisées, enfin l'infiltration caséeuse [1].

Nous avons employé exclusivement et avec intention le mot dilatation et non pas hypertrophie ; en effet, nous n'avons pas rencontré un seul ventricule droit dont les parois aient offert la sensation du caoutchouc ou une épaisseur hypernormale.

Enfin, il est remarquable que les cavités droites, l'oreillette en particulier, n'atteignent, même lorsque le parenchyme pulmonaire est envahi totalement, qu'un degré de dilatation bien inférieur à celui que nous trouverons dans les cas de lésions d'orifices (85 cm. cubes seulement au lieu de 75 cm. cubes).

2° *Cachexie cancéreuse*

Nous nous exposerions à de nombreuses redites si nous voulions étudier en détail le cœur des cancéreux ; qu'il nous suffise de signaler seulement quelques particularités intéressantes.

La distinction entre les cas où le sang est pâle et les cas où le sang est rouge est beaucoup moins importante ; les cancéreux ont presque tous le sang pâle, ils n'ont pas pour cela une masse de sang plus considérable, ils sont

---

[1] Fréquemment chez les phtisiques emphysémateux, la dilatation porte surtout sur l'oreillette droite ; les deux ventricules sont dilatés modérément, et l'oreillette gauche très petite.

plus anémiques. Aussi, peut-on trouver des cœurs à petite cavité et des cœurs à cavités à peu près normales. Nous parlons surtout des oreillettes qui n'ont pas encore été mesurées avec précision.

D'après les recherches de Spatz et d'après les nôtres, la capacité des ventricules est considérablement réduite, encore plus que dans la phtisie; mais par contre, nous avons trouvé que, dans la plupart des cas, les dimensions des oreillettes se rapprochent davantage de la normale; et nous pouvons conclure de nos observations que la cachexie cancéreuse amoindrit surtout la capacité des ventricules, la phtisie pulmonaire surtout celle des oreillettes.

En général, même lorsque le volume du cœur est très notablement diminué, la paroi ventriculaire gauche conserve sensiblement son épaisseur normale. Le poids de l'organe peut être inférieur à 150 grammes, ainsi que dans la phtisie et les différentes cachexies; notre observation XIII en fournit un exemple remarquable.

3° États cachectiques divers

Les observations que nous avons groupées sous ce titre comprennent un grand nombre de maladies. Elles prêtent aux mêmes considérations, et nous aurions pu, si nous n'avions craint d'apporter moins de clarté à notre étude, réunir ces trois paragraphes en un seul.

Dans l'observation XIX se rencontre la réduction maxima des cavités auriculaires que nous ayons observée.

L'observation XX montre que les cavités cardiaques étaient très petites chez un homme atteint de cachexie bronzée, dont le sang était resté rouge jusqu'à la période ultime.

L'observation XXII a trait à un homme atteint de cachexie paludéenne, il était hydrémique ; les poumons étaient sains et les cavités droites dilatées ; le ventricule gauche l'était un peu, et l'oreillette notablement rétrécie.

Dans l'observation XXIV, il s'agit d'un homme atteint de misère physiologique due à un ulcère du pylore. Son cœur est petit et pèse 150 grammes.

Enfin, l'observation XXV montre l'influence de la cachexie, déterminée par un mal de Pott, sur le cœur dont le poids s'abaisse à 145 grammes, en même temps que le foie est notablement stéatosé.

OBSERVATIONS

I. A. Observation I. — *Tuberculose pulmonaire (forme fibreuse).*

Homme de 38 ans, employé de commerce, entré le 17 février 1884 dans le service de M. Lépine.

Tousse depuis deux ans ; alternatives ; ne travaille pas depuis un an ; perte de l'appétit ; émaciation ; thorax régulier ; matité bilatérale plus marquée à gauche ; signes cavitaires des deux côtés.

Sang rouge ; pas d'albuminurie. Ictère ultime.

Autopsie le 17 mars. Taille, 1^{m}65.

Poumons durs, fibreux dans leur lobe supérieur ; ratatinement du poumon gauche. P. 990 gr. et 930 gr. Couleur noirâtre des parties atteintes de pneumonie interstitielle. Excavation au sommet gauche du volume d'une noix (la respiration soufflante à droite tenait surtout à l'induration) ; granulations fibreuses et granulations jaunes disséminées. *Ce qui domine, c'est la bronchite pu-rulente avec pneumonie.*

Cœur atrophié 180 gr. ; un peu dilaté *à gauche ;* pas de dila-tation du ventricule droit. Valvules saines, sauf un peu d'épais-sissement de la mitrale à son bord libre. *Oreillettes* très étroites ; la gauche surtout, laissant entrer le pouce seulement et à frotte-ment ; elles ont à peu près leur hauteur normale.

Cœur gauche. Oreillette, 30 cm. cubes ; circonférence verticale, 13 cm. ; circonférence horizontale, 6 cm.

Ventricule : hauteur, 7 cm. ; bords, 8 cm. ; circonférence de la base, 12 cm. ; circonférence moyenne (maxima), 14 cm. ; épais-seur de sa paroi, 1 cm.

Orifice auriculo-ventriculaire G. 10 cm. 1/4. Orifice aortique, 7 cm. 14.

Cœur droit. Oreillette, 55 cm. cubes. Circonférence verticale, 13 cm. ; circonférence horizontale, 10 cm.

Ventricule : hauteur, 5 cm. ; bords, 8 cm. 1/4 ; circonf. de la base, 14 cm.

Orifice auriculo-ventriculaire, 12 cm. ; orifice de l'A. pulmo-naire, 8 cm. 1/4.

Obs. II. — *Cavernes pulmonaires.*

Homme de 53 ans, corroyeur, entré le 19 février 1884 dans le service de M. le professeur Lépine.

Hémorrhoïdes depuis 25 ans ; fatigues ; toux depuis un an à la suite d'un refroidissement ; hémoptysie grave au bout d'un mois ; signes cavitaires. Aggravation progressive.

Sang rouge. Emaciation.

Autopsie le 21 mars. Taille 1ᵐ62.

Cavernes au sommet droit ; dans le poumon gauche, grosses granulations en évolution ; pas de pneumonie interstitielle.

Foie excessivement gras 2 kilogr. 200.

Aorte un peu athéromateuse : circonférence au niveau des artères rénales 4 cm. 1/2 ; circonf. des A. iliaques primitives, 2 cm. 1/4.

Cœur très ratatiné, 200 gr. ; muscle coloré ; ventricule petit.

Cœur gauche. Oreillette, 30 cm. cubes ; circonf. verticale, 10 cm. ; circonf. horiz., 7 cm.

Orifice auriculo-ventricul. G., 9 cm. 1/2 ; orifice aortique, 7 cm.

Ventricule : H., 7 cm. : bords, 7 cm. ; circonf. basale, 9 cm. ; épaisseur, 1 cm. 75.

Circonf. des artères coronaires, 1 cm.

Cœur droit. Oreillette, 55 cm. cubes ; circonf. V., 10 cm. ; circonf. H., 12 cm.

Orifice A. V. D., 10 cm. 1/2 ; orifice pulmonaire, 8 cm.

OBS. III. — *Tuberculose pulmonaire.*

Homme de 37 ans, ferblantier, entré le 3 janvier 1884 dans le service de M. le professeur LÉPINE.

Toux depuis un an ; pas d'hémoptysie ; malade surtout depuis trois mois ; pâleur ; émaciation. Signes d'excavations. Pas de fièvre.

AUTOPSIE le 11 février.

Adhérences bilatérales, excavations aux deux sommets, avec *pneumonie interstitielle des deux lobes supérieurs ;* quelques lésions de pneumonie caséeuse en grappe un peu au-dessous. Le reste du poumon est sain. (Le malade avait de la diarrhée, de l'anorexie ; il est mort par inanition).

Foie gras 1550 gr.

Cœur petit, 200 gr.

Cœur gauche. Oreillette, 45 cm. cubes ; circonf. V., 11 cm. ; circonf. H., 10 cm.

Ventricule : H., 7 cm. ; bords, 8 cm. 1/2 ; circonf. basale, 13 cm. ; épaisseur, 1 cm.

Cœur droit. Oreillette, 60 cm. cubes ; circonf. V., 11 cm. ; circonf. H., 11 cm. 1/2.

Ventricule : H., 6 cm. ; bords, 8 cm. ; circonf. basale, 14 cm.

Orifice auriculo-ventriculaire gauche, 11 cm. ; orifice A. V. D., 12 cm.

Orifice aortique, 7 cm. ; orifice pulmonaire, 8 cm.

OBS. IV. — (Service de M. le professeur R. TRIPIER). *Tuberculose; pneumothorax ancien*. Le poumon droit est affaissé par le fait du pneumothorax ; il ne restait au malade qu'une portion du poumon gauche.

Foie gras.

Cœur petit 150 gr. Oreillette gauche 30 cm. cubes.

Ventricule G : h. 6 cm. ; bords 7 cm. ; circonf. basale 11 cm.

Orifice A. V. G. 9 cm. Orifice aortique 7 cm.

Oreillette droite 55 cm. cubes.

Ventricule D : h. 5 cm. 1/2 ; bords 7 cm. ; circonf. de base 15 cm.

Orifice A. V. D. 11 cm. Orifice A. pulm. 7 cm.

OBS. V. — *Excavation pulmonaire bilatérale*.

Femme de 39 ans, piqueuse de bottines, entrée le 6 fév. 1884, dans le service M. le professeur LÉPINE.

Toux pendant l'hiver depuis 6 ans ; et l'été dernier ; devenue plus malade à l'automne. Pertes des forces, sueurs nocturnes; diarrhée ; hémoptysie, fièvre ; œdème des jambes.

Emaciation ; *sang très pâle ;* diarrhée ; ascite; signes cavitaires aux sommets.

AUTOPSIE le 30 mars.

Poumons 910 et 750 gr. ; excavations. Foie très graisseux 1360

Cœur très petit, 190 gr. : atrophie des 2 cœurs.

Oreillette gauche, 30 cm. cubes; circonf. V 8 cm. ; circonf. H. 8 cm.

Orifice A. V. G. 8 cm. ; orifice aortique 7 cm.

Ventricule G : H. 6 cm. ; bords 6 cm. 1/2 ; circonf. de la base 10 cm. 1/2 ; épaisseur 1 cm.

Oreillette droite, 50 cm. cubes; circonf. V. 10 cm. ; H. 11 cm.

Ventricule D : H. 5 cm. ; bords 7 cm. ; circonf. 14 cm. 1/2 ; épaisseur 0 cm. 25.

Orifice A. V. D. 11 cm, ; orifice pulm. 7 cm.

Circonf. de l'A coronaire 1 cm.

Obs. VI. — *Tuberculose pulmonaire.* (Amphithéâtre d'anatomie de la Faculté) 5 février 1884. Excavations aux sommets.

Cœur petit, un peu de surcharge graisseuse ; fibres pâles.

Oreillette gauche 25 cm. cubes ; circonf. H. 7 cm. ; circonf· V 8 cm.

Orifice A. V. G. 9 cm. 3/4.

Oreillette droite. Circonf. H. 10 cm. ; circonf. V. 8 cm. ; capacité 40 cm, cubes.

Orifice A. V. D. 12 cm. 1/2 ; circonf. de la V. cave sup. 4 cm.

Obs. VII. — *Caverne du poumon gauche. Arthrite fongueuse.*

Homme de 74 ans, entré le 10 décembre 1883 dans le service de M. le professeur Lépine.

Tremblement sénile. Cachexie tuberculeuse de plus en plus marquée, datant peut-être d'un an.

Autopsie le 7 février.

Enorme caverne au sommet ; quelques rares nodules caséeux disséminés dans les deux poumons ; pas de pneumonie interstitielle.

Cœur flasque ; oreillette gauche 35 cm. cubes ; circonf. V. 12 cm. ; circonf. H. 4 cm.

Oreillette droite 65 cm. cubes ; circonf. V. 9 cm. 1/2 ; circonf. H. 12 cm.

Orifice A. V. G. 10 cm. 1/2 ; orifice A. V. D. 12 cm. ; épaisseur du ventricule gauche 2 cm. 1/2.

B. Obs. VIII. — *Tuberculose pulmonaire.*

Homme de 26 ans, garçon de café, entré le 6 janv. 1884 dans le service de M. le professeur Lépine.

Phtisie consécutive à un catarrhe gastro-intestinal chez un ancien rhumatisant ; syphilis. Toux, amaigrissement depuis un an.

Sang pâle. Attaques épileptiformes ultimes. Délire pendant les 4 ou 5 derniers jours.

AUTOPSIE le 27 janvier.

Foie 2 kg. 300, volumineux, marbré et amyloïde. Tubercules méningés.

Enorme caverne de chaque côté avec granulations pulmonaires. Pas de lésions de phtisie fibreuse, ni d'emphysème.

Cœur 240 gr. ; oreillette gauche 30 cm. cubes ; circonf. V. 9 cm. ; circonf. H. 9 cm.

Orifice A. V. G. 9 cm. 1/2.

Oreillette droite 75 cm. cubes; circonf. V. 11 cm.; circonf. H. 13 cm.

Orifice A. V. D. 13 cm.

Veine cave sup. 4 cm. 8.

OBS. IX. — *Pyopneumothorax*.

Homme de 30 ans, entré le 21 fév. 1884, dans le service de M. le professeur LÉPINE.

Toux depuis 6 mois, à la suite d'un refroidissement. Pyopneumothorax gauche datant de 3 semaines ; cœur refoulé à droite; pointe à l'appendice xyphoïde. Pression positive dans la plèvre. Craquements au sommet. Délire ultime.

AUTOPSIE le 4 mars. — Toute la cavité pleurale gauche est de nouveau remplie de pus; à peu près pas de gaz ; fistule avec soupape. Cavernes au sommet ; grappes disséminées de pneumonie caséeuse.

Cœur 295 gr.

Oreillette *gauche* 35 cm. cubes ; circonf. V. 9 cm.; circonf. H. 9 cm.

Ventricule : H. 7 cm. 1/2; bords 9 cm. 1/2; circonf. basale 11 cm. 1/2; circonf. moyenne, maxima 12 cm. 1/2; épaisseur 1 cm. 2.

Orifice A. V. G. 8 cm. 1/2 ; orifice aortique 7 cm.

Circonf. de l'artère coronaire, 1 cm.

Oreillette *droite* 70 cm. cubes; circonf. V. 10 cm. ; circonf. H. 12 cm.

Ventricule : H. 7 cm.; bords 10 cm. ; circonf. basale 15 cm. 1/2; épaisseur 0 cm. 75.

Orifice A. V. D. 11 cm. ; orifice A. pulm. 8 cm.

Obs X. — *Excavation pulmonaire bilatérale.*

Homme de 38 ans, chapelier, entré le 17 janv. 1884 dans le service de M. le professeur Lépine.

Alcoolisme ; se dit malade depuis avril 1883 ; refroidissement, hémoptysie ; amaigrissement ; diarrhée quelquefois ; *sang pâle ;* signes cavitaires aux sommets ; fièvre ; pas d'albuminurie.

Autopsie le 28 mars. — Taille 1 m. 72.

. Grosse excavation anfractueuse au sommet gauche avec îlots de pneumonie caséeuse. Altérations de même nature, mais moins accusées au poumon droit. *Emphysème compensateur très marqué.* Foie très graisseux.

Cœur petit, 260 gr., non flasque, mais réduit de volume ; ventricules petits.

Cœur gauche. — Oreillette 25 cm. cubes.

Ventricule : H. 6 cm. ; bords 7 cm. 1/2 ; circonf. basale 12 cm. ; épaisseur 1 cm.

Orifice A. V. D. 11 cm. 1/2 ; orifice aortique 7 cm. 3/4.

Cœur droit. — Oreillette 80 cm. cubes.

Ventricule : H. 6 cm 1/2 ; bords 8 cm. ; circonf. de base 14 cm. ; épaisseur 0 cm. 5.

Orifice A. V. D. 12 cm. 1/2 ; orifice pulmonaire 8 cm.

Aorte au niveau des A rénales : circonf. 3 cm. 1/2 ; circonf. des A iliaques primitives 2 cm. 1/2.

Obs. XI. — *Tuberculose pulmonaire.*

Homme de 35 ans, italien, mécanicien, entré le 24 janv. 1884 dans le service de M. le professeur Lépine.

Toux depuis 15 mois, et surtout depuis 8 mois ; appétit conservé, néanmoins amaigrissement. Signes cavitaires à droite ; pas d'albuminurie ; fièvre le soir ; *sang pâle.*

Autopsie le 9 mars. — Caverne du volume d'un œuf aux sommets, grappes tuberculeuses et grosses granulations dans tout le poumon droit.

Cœur 315 gr. Dilatation légère des 2 ventricules, énorme

endartérite des 2 cœurs ; les fibres sont saines (examen histologique de M. le Dʳ L. Blanc.)

Cœur gauche. — Oreillette 50 cm. cubes ; circonf. V. 11 cm. ; circonf. horiz. 12 cm.

Ventricule : H. 8 cm. ; bords 9 cm. 1/2 ; circonf. de la base 15 cm ; épaisseur 1 cm.

Orifice A. V. G. 12 cm. ; orifice aortique 8 cm.

Circonf. de l'A coronaire 1 cm.

Cœur droit. — Oreillette 85 cm. cubes ; circonf. V. 13 cm. ; circonf. H. 15 cm.

Ventricule : H. 7 cm. ; bords 11 cm. ; circonf. basale 18 cm. : épaisseur 0 cm. 2.

Orifice auriculo-ventriculaire. D. 13 cm. ; orifice pulm. 9 cm.

Obs. XII. — *Excavation du sommet droit.*

Femme de 67 ans, journalière, entrée le 24 mars 1884 dans le service de M. le professeur Lépine.

Travail depuis 10 ans dans la poussière ; toux depuis 4 ans ; *œdème des jambes depuis 2 ans;* hémoptysie il y a 3 mois. Signes d'excavation au sommet droit ; matité à gauche ; piaulement à la pointe du cœur. Pas d'albumine.

Autopsie le 6 avril. — Taille 1 m. 64.

Poumons de couleur noirâtre, anthracosique ; grande excavation au sommet droit ; tout autour, infiltration de matière caséeuse ; pas de pneumonie interstitielle ; quelques lésions caséeuses au sommet gauche. Foie graisseux.

Deux tractus fibreux péricardiques. *Cœur très flasque* 310 gr.

Cœur gauche. — Oreillette 60 cm. cubes.

Ventricule : H. 8 cm. ; bords 9 cm. ; circonf. basale 13 cm. ; épaisseur 1 cm.

Orifice A. V. 10 cm. 1/4 ; orifice aortique 7 cm.

Cœur droit. — Oreillette 80 cm. cubes.

Ventricule : H. 8 cm. 1/2 ; bords 10 cm. 1/2 ; circonf. de la base 18 cm. 1/2.

Orifice A. V. D. 12 cm. 1/2 ; orifice pulmonaire 8 cm.

Aorte au niveau des artères rénales 4 cm.

II. Obs. XIII. — *Cancer du cardia. (Service de M.* Faivre, médecin des hôpitaux.)

Femme de 39 ans, entrée pendant le mois de mars 1884 dans la salle des deuxièmes femmes fiévreuses. Elle fait remonter le début de son affection à près de deux ans ; anorexie, dyspepsie; vomissements, amaigrissement. On peut introduire une boule d'un centim. de diamètre; peu à peu l'orifice se rétrécit; régurgitations.

Autopsie le 12 mai 1884.

Cancer du cardia.

Le cœur présente le volume d'un cœur d'enfant, son tissu est ferme et coloré ; il pèse *120 grammes*. La portion ventriculaire extrêmement atrophiée; les oreillettes le sont moins.

Cœur gauche. — Oreillette 35 c. cubes.

Ventricule : H. 4 cm. 3/4; bords 5 cm. 1/4 ; circonf. de la base 8 cm. 3/4.

Orifice A. V. G. 7 cm. ; orifice aortique 6 cm. 1/2 ; épaisseur de la paroi ventriculaire 1 cm.

Cœur droit. — Oreillette 45 cm. cubes.

Ventricule : H. 4 cm. ; bords 6 cm. ; circonf. 11 cm.

Orifice A. V. D. 9 cm.; orifice pulmonaire 7 cm.

Circonf. de l'artère coronaire 0 cm. 9.

Obs. XIV. — *Carcinome du pylore.*

Homme de 53 ans, entré le 15 fév. 1884 dans le service de M. le professeur Lépine.

Anorexie depuis 6 mois; presque aussitôt après dyspepsie et vomissements ; adynamie; délire d'inanition ; *sang pâle*; émaciation ; pas d'œdème.

Autopsie le 14 mars 1884.

Estomac dilaté; coarctation très serrée au niveau du pylore.

Cœur 185 gr. ; atrophie générale; œdème sous-péricardique du ventricule droit. Endocardite dans l'oreillette gauche au lieu d'élection. (Lépine).

Cœur gauche. — Oreillette 45 cm. cubes.

Ventricule : H. 6 cm. ; bords 7 cm. ; circonf. basale 10 cm. ; épaisseur 1 cm. 1/2 ; circonférence de l'A coronaire 1 cm.

Orifice A. V. G. 9 cm. 1/4 ; orifice aortique 8 cm.

Circonf. des artères iliaques primitives 3 cm.

Cœur droit. — Oreillette 75 cm. cubes.

Ventricule : H. 6 cm. ; bords 8 cm. 1/2 ; circonf. basale 8 cm. 1/2.

Orifice A. V. D. 11 cm. ; orifice A. pulm. 8 cm.

Obs. XV. — *Carcinome du pylore.*

Homme de 57 ans, entré le 17 avril dans le service de M. le professeur Lépine.

Se dit malade depuis 6 mois. Depuis 15 jours, il vomit tout ce qu'il prend ; grande émaciation.

Autopsie le 30 avril. Taille 1 m. 60.

Estomac petit, infiltrat on cancéreuse à la partie ant. et post. dans l'étendue de quelques travers de doigt à partir du pylore où est la tumeur principale. Foie normal. Beaucoup de bile jaune dans la vésicule qui est très distendue. Granulations cancéreuses sur l'épiploon. Œsophage dilaté.

Cœur très petit, flasque, réduit surtout dans son diamètre vertical, parois amincies, feuille morte, poids 190 gr.

Cœur gauche. Oreillette 40 cm. cubes ; circonf. V. 11 cm. ; circonf. H. 8 cm.

Ventricule : H. 4 cm. 75 ; bords 6 cm. 1/2 ; circonf. basale 9 cm. ; épaisseur 1 cm. 1/4.

Orifice A. V. G, 10 cm. ; orifice aortique 7 cm.

Cœur droit ; oreillette 70 cm. cubes.

Ventricule : H. 5 cm. 1/4 ; bords 7 cm. ; circonf. 13 cm.

Orifice A. V. D. 11 cm. 1/2 ; orifice pulmonaire 8 cm.

Circonf. artères coronaires 1 cm.

Obs. XVI. — *Carcinome abdominal.*

Homme de 62 ans ; taille 1 m. 73 ; cultivateur, entré le 31 janvier 1884 dans le service de M. le professeur Lépine.

Il est sujet à la diarrhée depuis septembre 1882 ; ensuite constipation. Aggravation depuis 6 mois ; anorexie. A son entrée : amaigrissement ; douleur à la pression au niveau de la tête du pancréas ; cachexie. *Sang très pâle* (N. 3 millions ; G=O. 3 ; elle tombe à 0,25).

Autopsie. Ascite séro-purulente. Masse ganglionnaire englobant le pancréas ; le point de départ est un épithéliome de la partie gauche du côlon ascendant, ulcéré, irrégulier, non rétréci ; quelques nodules caséeux aux poumons.

Cœur 240 gr. feuille morte ; pas beaucoup d'atrophie des ventricules ; aorte très athéromateuse.

Cœur gauche. Oreillette 30 cm. cubes.

Ventricule : H. 6 cm. 1/2 ; bords 7 cm. ; circonf. 10 cm. ; épaisseur 2 cm.

Orifice A. V. G. 10 cm. ; orifice aortique 8 cm.

Circonf. de l'A. coronaire 1 cm. 25.

Cœur droit. Oreillette 50 cm. cubes.

Ventricule : H. 5 cm. 1/2 ; bords 9 cm. ; circonf. 15 cm.

Orifice A. V. D. 12 cm. 1/2 : orifice pulm. 7 cm. 1 2.

Obs. XVII. — *Néoplasme du col utérin.* — *Insuffisance tricuspidienne.* — Femme de 54 ans, couturière, entrée le 16 avril 1884. Fièvre typhoïde à 19 ans. Menstruée de 20 à 40 ans. Trois grossesses. Jamais de pertes blanches avant l'année dernière. L'affection a débuté il y a un an par une métrorrhagie abondante ; la malade dut s'aliter. Depuis, pertes blanches fétides, souvent teintées de sang. Métrorrhagie abondante il y a 5 mois. Amaigrissement progressif, anorexie, teinte jaune paille. Faiblesse extrême ; teinte cireuse ; muqueuses décolorées. Œdème des membres inférieurs.

Au cœur : Souffle systolique à l'appendice xyphoïde. Souffle râpeux intermittent dans les veines du cou. Pouls veineux dans les jugulaires, il paraît être systolique. Disparition du pouls veineux sous l'influence de la digitale. Sang très pâle

(R = 4 millions 300; N = 1 mill. 700; G = 0,25) Œdème de la face; délire.

Autopsie le 12 mai.

Cœur flasque, 260 gr.

Cœur gauche . Oreillette 45 cm. cubes.

Ventricule : H. 7 cm.; bord 7 cm. 1/2; circonférence de la base 15 cm.; épaisseur 1 cm.

Orifices : aortique 8 cm. ; auriculo-ventriculaire 10 cm. 1/4.

Cœur droit. — Oreillette : 55 cm. cubes.

Ventricule : H. 7 cm.; bord 9 cm.; circonférence basale 15 cm.

Orifice pulmonaire 8 cm ; orifice A. V. D. 12 cm.

Circonférence de l'art. coronaire 1 cm.

Obs. XVIII. — *Carcinome du pylore.* — Homme de 52 ans, entré le 4 avril 1884, dans le service de M. le professeur Lépine.

Pas d'alcoolisme avoué, malade depuis 3 ans, à la suite de chagrins et de fatigues. Dyspepsie, aigreurs, vertiges depuis l'an dernier. Depuis un mois, aggravation des symptômes et vomissements. Hématémèses, melœna.

Autopsie le 11 mai. — Taille 1 m. 56.

Tumeur dans la région du pylore qui est très rétréci.

Poumons : quelques tubercules crétacés.

Cœur. — Œdème sous-péricardique, p. 260 gr.

Cœur gauche. — Oreillette 35 cm. cubes.

Ventricule : H. 7 cm. 1/2; bord 8 cm.; circonf. de la base 14 cm.; épaisseur 1 cm.

Orifice A. V. G., 10 cm.; orifice aortique 7 cm.

Cœur droit. — Oreillette 70 cm. cubes.

Ventricule : H. 6 cm. 1/2, bord 6 cm. 3/4, circonf. de base 14 cm., orifice A. V. D. 12 cm.

Orifice pulm. 7 cm. 3/4. Circonf. de l'A coronaire 1 cm.

III. Obs. XIX. — *Adénie.*

Garçon de 16 ans; entré le 4 janv. 1884 dans le service de M. le professeur Lépine.

Constitution chétive ; dit s'être bien porté. Refroidissement il y a quelques mois ; à la suite, toux et tumeur de l'aine. Pâleur, émaciation. Grande accélération permanente du pouls. Anémie très prononcée. Congestion intermittente du sommet gauche ; fièvre transitoire. Cachexie croissante ; ascite.

Autopsie le 31 janvier.

Tumeurs ganglionnaires.

Poumons congestionnés.

Cœur 205 gr. Oreillette gauche 20 cm. cubes ; oreillette droite 25 cm. cubes.

Obs. XX. *Maladie d'Addison.* — Homme de 26 ans, entré le 29 décembre 1883.

Début de la coloration brune de la peau au Tonkin (soldat) ; au commencement de 1883, diarrhée, douleur au genou gauche (arthrite tuberculeuse), douleurs à l'épigastre, sans vomissements. Faiblesse générale, plaques pigmentaires sur les muqueuses, amaigrissement, pouls très petit, albuminurie *Sang coloré.*

Autopsie le 31 janvier 1884.

Lésions caséeuses des capsules surrénales, le plexus solaire paraît normal, plaques de Peyer saillantes, foie un peu gras, poumons sains, un nodule tuberculeux à l'un des sommets.

Cœur 195 grammes, petit.

Oreillette gauche 25 cm. cubes, oreillette droite, 45 cm. cubes.

Circonférence de la veine cave supérieure 4 cm. 75.

Obs. XXI. *Rein amyloïde.* — Homme de 25 ans, maçon, entré le 28 janvier 1884.

Nombreuses traces d'adénites, d'ostéites strumeuses (survenues à l'âge de 10 ans. Il aurait eu il y a dix ans de l'œdème des jambes. Au commencement de janvier 1884, il a été opéré d'une hernie étranglée, par M. D. Mollière, chirurgien-major de l'Hôtel-Dieu. Quelque temps après l'opération : anasarque, troubles digestifs, constipation, rien au cœur, pouls sans tension, *sang pâle*, beaucoup d'albumine.

Autopsie le 10 avril Taille 1 m. 53.

Reins : aspect amyloïde type. Rate déformée, dure.

Poumons très emphysémateux, hépatisation des deux bords postérieurs.

Cœur petit, plutôt atrophié 225 grammes. Un peu d'induration des valvules A. V. G. Un peu d'athérome de l'aorte.

Cœur gauche : oreillette, 30 cm. cubes.

Ventricule : hauteur 6 cm. 1/2, bords 7 cm. 1/4, circonférence 12 cm., épaisseur de la paroi ventriculaire, 1 cm.

Orifice A. V. G. : 9 cm. 1/2, orifice aortique 7 cm.

Cœur droit, oreillette, 55 cm. cubes.

Ventricule : hauteur 5 cm. 1/2, bords 8 cm., circonférence basale, 13 cm.

Orifice A. V. D. 10 cm. 1/3, orifice pulmonaire, 7 cm.

Obs. XXII. — *Ascite paludéenne. Cachexie.*

Homme de 44 ans, cultivateur, entré en février 1884.

Accès intermittents contractés en Algérie à l'âge de 23 ans : l'ascite daterait d'un mois après. Un séjour antérieur dans le service; ce qui a frappé surtout, c'était le volume énorme de la rate. Ascite très accusée; cachexie plus profonde; dilatation des veines abdominales.

Hydrémie. Pas de fièvre pendant une partie de son séjour; seulement à la suite d'une ponction.

Autopsie le 11 mars.

Liquide citrin dans le péritoine ; pas de péritonite.

Foie non cirrhotique ; caillot fibrineux dans la veine porte.

Les *poumons* sont sains, à part un peu de congestion des bords postérieurs.

Cœur 280 gr., pâle, très flasque. Endocardite légère dans l'oreillette gauche au lieu d'élection (Lépine); endocardite des bords de la valvule mitrale ; ventricules dilatés ; végétations fibrineuses sur les valvules sigmoïdes de l'aorte.

Cœur gauche. Oreillette, 35 cm. cubes.

Ventricule : H., 8 cm.; bords, 8 cm.; circonf. basale, 11 cm. 1/2; circonf. moyenne, maxima 14 cm. ; épaisseur, 1 cm.

Orifice A. V. G., 10 cm. ; orifice aortique, 7 cm.

Circonf. de l'artère coronaire, 0^{cm}9.

Cœur droit. Oreillette, 100 cm. cubes.

Ventricule : H., 8 cm. ; bords, 10 cm. ; circonf. de la base, 15 cm. ; épaisseur, 0 cm. 3.

Orifice A. V. D.. 12 cm. ; orifice pulmonaire, 8 cm.

Obs. XXIII. — *Anémie intense ; néphrite sans albuminurie intense et sans cylindres.*

Homme de 31 ans, maréchal-ferrant, entré en décembre 1883.

Alcoolisme depuis l'âge de 16 ans; une bronchite l'année dernière ; des épistaxis; œdème ; ascite depuis mars 1883. Jamais de troubles digestifs ni hépatiques. Depuis 15 jours, oppression, pâleur excessive; *sang excessivement pâle*, oppression, bruit de galop. Urine faiblement albumineuse.

Autopsie le 25 janvier. — Ascite ; foie jaune pâle, périhépatite ; périsplénite; néphrite plutôt parenchymateuse.

Poumons fortement œdémateux, non congestionnés ; pas de pneumonie interstitielle.

Cœur volumineux 425 gr., surtout dilaté, avec un peu d'hypertrophie des ventricules, mais surtout surcharge graisseuse ; valvules saines ; un peu d'endocardite dans l'oreillette au lieu d'élection.

Oreillette gauche 50 cm. cubes ; oreillette droite 70 cm. cubes.

Obs. XXIV. — *Ulcère du pylore ; misère physiologique ; gangrène des orteils.*

Entré le 13 février 1879 dans le service de M. le professeur Lépine.

Gangrène des orteils et de la partie interne du pied de chaque côté. Pas d'athérome notable. Pas de symptômes de paralysie ou d'anesthésie, somnolence; T^c 35os 5. Émaciation très prononcée.

Autopsie le 3 mars 1879 (Laboratoire d'anatomie patholo-gique. *Obs. communiquée par M. le professeur* Pierret).

Ulcère pylorique, rétrécissement.

Les artères ne sont presque pas athéromateuses.

Quelques nodules fibreux superficiels aux poumons.

Cœur très petit 150 gr. ; orifices normaux ; quelques nodules athéromateux sur les valvules.

Obs. XXV. — *Mal de Pott. Myélite consécutive. (Obs. com-muniquée par M.* Pierret. *Laboratoire d'anatomie patholo-gique).* Enfant de 14 ans.

Carie des quatrième, cinquième et sixième vertèbres dorsales.

Foie énorme 2 kilog. 570 gr. ; les doigts pénètrent dans sa substance comme dans une bouillie ; stéatose complète ; vésicule petite.

Cœur petit, 145 gr.

Poumon droit : collection purulente enkystée à sa partie posté-rieure.

CHAPITRE III

CAPACITÉ DES OREILLETTES DANS LES AFFECTIONS CARDIAQUES, PULMONAIRES ET RÉNALES

Les altérations qu'il nous reste maintenant à étudier consistent dans l'agrandissement des cavités du cœur ; comme causes surtout fréquentes nous allons trouver en premier lieu les lésions de cet organe ; ensuite les lésions pulmonaires chroniques non cachectisantes, et enfin quelques maladies des reins.

Dans tous ces cas une influence mécanique entre en jeu, mais des éléments secondaires s'y ajoutent qui peuvent faire varier les dimensions du cœur ; ce sont les dimensions des orifices, et l'état d'intégrité ou d'altération du muscle cardiaque. (Il n'est pas de notre ressort de préciser l'influence de cette altération antérieure sur la dilatation ; M. Parrot surtout l'a mise en lumière) [1].

[1] V. *Progrès méd.*, 1875, p. 648.

En outre, il faut faire intervenir l'épaisseur normale des parois des diverses cavités cardiaques ; la paroi auriculaire est celle qui offre le moins de résistance à la distension, et l'influence des obstacles au cours du sang se manifeste dans cette partie du cœur principalement par la dilatation.

Dans la portion ventriculaire, au contraire, le muscle est volumineux ; avant de se laisser détendre passivement il lutte avec énergie et il s'hypertrophie ; pour la même raison, c'est le ventricule gauche qui fournit la résistance la plus prolongée.

Cependant l'hypertrophie de la paroi auriculaire s'observe quelquefois ; elle est rarement très accusée, et l'épaisseur maxima que nous ayons trouvée était de 0 cm., 6 à la partie inférieure et interne de la paroi postérieure de l'oreillette gauche.

A. Il est inutile de rappeler que c'est surtout le *rétrécissement mitral* qui détermine l'hypertrophie de l'oreillette. Lorsque cette hypertrophie est déjà accusée, au moment où la dilatation commence à s'établir, l'oreillette présente fréquemment un aspect particulier sur lequel M. le professeur Pierret a souvent attiré notre attention ; l'*auricule*, au lieu d'être flasque, aplatie, accolée contre les troncs artériels, devient conique, comme turgide ; son volume, ainsi que sa capacité augmentent notablement, et sa communication avec le sinus auriculaire s'élargit. Les parois sont épaissies, le reticulum musculaire de sa face interne est plus accusé ; enfin on trouve souvent dans son intérieur des concrétions sanguines ; à la coupe, sa cavité reste béante.

Cette disposition est fréquente dans les lésions de

l'orifice mitral, dans le rétrécissement surtout, et, à sa seule inspection, elle peut permettre avant d'ouvrir le cœur, d'annoncer l'existence de la lésion (Voir les Obs. XXVI, XXVII, XXVIII, XXIX).

L'hypertrophie avec dilatation de l'auricule dépend peut-être de son rôle physiologique; elle ne se contracte, en effet, qu'à la fin de la présystole (Ashe [1], Beaunis [2]) et assez indépendamment des parois du sinus (Lauder-Brunton et Fayrer [3]), alors que la contraction de ces dernières est achevée, et que les cavités ventriculaires, à peu près remplies, ne se laissent plus distendre aussi facilement qu'au début de la diastole; en somme, lorsqu'il faut exercer une pression plus énergique sur le sang qui reste dans les oreillettes.

La dilatation de l'auricule peut tenir à une autre cause. M. François-Franck [4] a montré que « lorsqu'une intermittence du cœur survient, le ventricule se gorge de sang et l'ondée volumineuse qu'il envoie ensuite dans le système artériel y produit brusquement une grande augmentation de pression. Dès lors la systole suivante, trouvant du côté de l'aorte une résistance beaucoup plus considérable que du côté de l'oreillette, évacue dans celle-ci la totalité du sang que contenait le ventricule. » Mais cette ondée rétrograde, une fois dans l'oreillette, doit surmonter

---

[1] Ashe. *The British. med. J.*, 1868, Ier vol., p. 243.

[2] Beaunis. *Physiol. humaine*, 1881, 2ᵉ éd., p 1003. — Hope, Carlisle, Bouillaud et les membres du comité de Dublin admettaient que la contraction est plus énergique au niveau des auricules.

[3] *Procedings of the Royal Soc.*, xxv, p. 174. London, 1876.

[4] François-Franck. Recherches sur les débits du cœur chez l'homme atteint de lésion mitrale. *Comptes rendus de la Soc. de biologie*, tome IV, p. 208 (année 1877), Paris, 1879.

la résistance que lui oppose l'ondée pulmonaire, tandis qu'elle ne rencontre presque pas d'obstacles du côté de l'auricule, sorte de sac flottant dont les parois, privées de soutien, se laissent distendre au moins aussi facilement que celles des veines pulmonaires ; il est donc admissible *a priori* que l'ondée rétrograde systolique s'engage en grande partie dans l'auricule. La dilatation de cet appendice, d'abord transitoire, s'accuse davantage à chaque reflux et finalement devient permanente.

Le ventricule gauche conserve longtemps, dans les cas de rétrécissement mitral son volume normal; au contraire, l'oreillette gauche est promptement le siège d'une dilatation considérable, et bientôt après elle les cavités droites ; le cœur offre alors l'aspect d'une gibecière.

Nos observations sont d'accord avec cette opinion ; l'oreillette gauche est toujours plus dilatée que les cavités droites. Sa capacité peut être de 170 cm. cubes, et celle de l'oreillette droite de 130 cm. sans que pour cela l'orifice auriculo-ventriculaire soit dilaté ; en général le ventricule droit est dilaté au même degré que l'oreillette et sa paroi donne la sensation du caoutchouc en même temps qu'elle est devenue plus épaisse.

Les observations XXXIV et XXXV sont importantes au point de vue de l'indépendance qui peut exister entre les diverses cavités du cœur ; le poids de l'organe est de 950 grammes dans un cas, et de 370 gr. dans l'autre ; les ventricules sont très dilatés, et cependant les oreillettes sont seulement un peu plus larges que normalement dans le premier cas, et même rétrécies dans le second.

Il existait une *symphyse cardiaque;* l'adhérence du

péricarde, notablement épaissi, était surtout marquée à la base ; sans exagérer les analogies qu'ils présentent avec le fait de Porta, il est bon de le rappeler ; d'ailleurs Barlow, Chevers, Walshe affirment l'authenticité des cas d'atrophie du cœur par péricardite. André Porta a signalé en effet une observation curieuse[1] : un cercle osseux, formé dans le péricarde, entourait le cœur comme dans une couronne. Par la compression inégale qu'il exerçait, tandis que le ventricule droit avait conservé son volume naturel, le gauche offrait à peine le 1/3 de son volume normal, et il ne restait que quelques vestiges de l'oreillette droite, alors que la gauche, énormément accrue, contenait à elle seule plus de sang que les deux ventricules et l'oreillette droite réunis.

Peut-être les adhérences péricardiques auraient-elles en pareil cas un rôle utile ? au moment où le muscle cardiaque épuisé abandonne la lutte, interviendraient-elles pour le protéger, et modérer sa dilatation ? Il est difficile de répondre à cette question, d'autant plus que dans la majorité des cas on note une dilatation avec hypertrophie du cœur ; néanmoins l'atrophie s'observe quelquefois et la question mérite qu'on l'étudie.

Les cœurs atteints de lésions d'orifices montrent souvent une dilatation des anneaux fibreux des orifices pulmonaires et auriculo-ventriculaires ; elle est beaucoup plus marquée lorsqu'il s'agit d'une dilatation primitive du cœur pour les orifices auriculo-ventriculaires, de lésions pulmonaires chroniques pour l'orifice pulmonaire, enfin d'une dilatation de l'aorte d'origine athéromateuse pour

---

[1] V. *Dict. encyclop. des Sciences méd.* Cœur, p. 469.

l'orifice aortique. Ici la marche est plus lente, la dilatation s'effectue progressivement, et il arrive un moment où même les zones fibreuses, les parties les plus résistantes du cœur, finissent par céder. Nous avons vu dans deux cas la circonférence de l'artère pulmonaire atteindre 10 cm. ; l'orifice aortique peut offrir la même largeur. (Voir Observation XXXVI.)

Dans les lésions de l'*orifice aortique*, le ventricule hypertrophié et dilaté gagne surtout en hauteur, tandis que le ventricule droit s'accroît à la fois en hauteur et en largeur. L'observation XXXVI est un exemple d'insuffisance aortique terminée par insuffisance tricuspide; le cœur pesait un kilogramme, toutes les cavités étaient très dilatées, excepté l'oreillette gauche qui avait son volume normal; la marche traditionnelle des lésions, l'extension de la dilatation aux parties situées de plus en plus en amont ne s'observe donc pas dans tous les cas.

B. — *Les lésions chroniques des poumons*, l'emphysème surtout, en rétrécissant le champ de la circulation pulmonaire, ont une action très marquée sur le cœur droit; mais là encore le mécanisme est complexe. D'abord on trouve quelquefois l'oreillette droite notablement dilatée tandis que le ventricule est normal (voir l'Observation XLIV); ensuite nous avons toujours observé simultanément une dilatation manifeste des cavités gauches [1]. Comment l'expliquer par l'action directe de la stase sanguine dans l'artère pulmonaire ? Il est

---

[1] V. la note de la page 17.

peu probable qu'elle soit due exclusivement à l'augmentation de tension artérielle par le fait de la stase qui peut exister dans les capillaires de la circulation générale. Nous manquons de documents pour résoudre cette question, et nous ne pouvons que la signaler.

C. Nous n'avons pas eu à notre disposition assez de cas d'*affections rénales* pour pouvoir donner des conclusions rigoureuses sur les relations des altérations des reins avec les dimensions des cavités cardiaques. D'après nos quatre dernières observations, on trouve dans la néphrite interstitielle avec cœur de Traube une hypertrophie manifeste du ventricule et de l'oreillette gauche ; les cavités gauches ont leurs dimensions normales et le cœur droit n'est pas modifié sensiblement.

Dans la néphrite sénile, l'âge a marqué le cœur de son cachet habituel et les cavités sont dilatées. Enfin dans les cas d'altérations rénales consécutives aux lésions des voies excrétoires de l'urine (rein chirurgical), le cœur est augmenté de volume ainsi que l'a montré M. Weill [1]. D'après nos recherches, le cœur n'offrirait pas exactement les caractères du cœur de Traube ; l'hypertrophie aurait une prédilection moins marquée pour le cœur gauche ; en outre elle serait moins accentuée et combinée à une dilatation assez notable des cavités des deux cœurs.

La dégénérescence amyloïde des reins influence le cœur à la manière des cachexies (v. Obs. XIX), malgré l'augmentation de tension artérielle qui semblerait devoir résulter de l'altération de la plus grande partie du rein.

---

[1] Weill. *Thèse de Lyon*, 1882.

On retrouve ici le rôle pour ainsi dire compensateur du petit volume du sang; le champ circulatoire, même lorsqu'il est très rétréci, reste suffisamment vaste pour le peu de sang qu'il est appelé à contenir et la tension sanguine ne s'élève pas.

Avant de terminer, nous signalerons une particularité intéressante à propos du calibre des artères coronaires : il faut une hypertrophie énorme du cœur pour que leur diamètre soit modifié; lorsque le cœur pèse 750 grammes, aussi bien que lorsqu'il ne pèse que 150 grammes, leur circonférence reste constante, 1 cm. au niveau de leur origine.

OBSERVATIONS

Obs. XXVI. — *Insuffisance et rétrécissement mitral, rétrécissement aortique.* (Service de M. le professeur Soulier; communiquée par mon collègue et ami M. Devic).

Homme de 24 ans, menuisier. Rhumatisme aigu à 17 ans, symptômes cardiaques pendant la convalescence, deuxième attaque de rhumatisme, aggravation. Il a cessé de travailler en octobre 1883. Points dans le sixième espace, frémissement, roulement diastolique, retard considérable du pouls carotidien (palpation et tracé); souffle systolique à la pointe et à la base.

Autopsie le 26 mars. Symphyse cardiaque. Cœur très volumineux, 850 gr. Les parois de l'*auricule gauche* sont épaissies et sa cavité est très dilatée; végétations sur les valvules mitrales et aortiques. Foie cardiaque.

Cœur gauche. — Oreillette 170 cm. cubes; circonf. V. 22 cm.; circonf. horiz.; 20 cm.

Ventricule : H. cm.; bords 10 cm.; circonf. de base 18 cm.; circonf. moyenne, maxima 22 cm.; épaisseur 2 cm.

Orifice A. V. G. 7 cm.; orifice aortique 8 cm.

Cœur droit. — Oreillette 130 cm. cubes; circonf. V. 19 cm.; circonf. H. 19 cm.

Ventricule : H. 7 cm. 1/2 ; bords 10 cm.; circonf. de base 15 cm.; orifice A. V. D. 12 cm.; orifice pulmonaire 8 cm. 1/2.

Circonf. de l'A. coronaire 1 cm.

OBS. XXVII. — *Insuffisance mitrale et rétrécissement. Insuffisance tricuspide.* (Hospice de Bron; communiquée par M. le professeur PIERRET.)

Femme de 45 ans. Roulement présystolique ; souffle systolique; frémissement. Souffle systolique à la base, et finalement près de l'appendice xyphoïde. Les symptômes cardiaques datent d'un an et demi.

AUTOPSIE. — Athérome de l'aorte. L'*auricule gauche* est dilatée, hypertrophiée ; elle est conique, et reste béante après une coupe. Longueur de 4 cm. ; l'orifice qui la fait communiquer avec la cavité de l'oreillette laisse largement passer le doigt. Peu de caillots. Dilatation hypertrophique de l'oreillette. Dilatation considérable du ventricule dont les parois ne présentent pas d'hypertrophie notable. Rétrécissement de l'orifice avec insuffisance.

Cœur gauche. — Oreillette : circonf. verticale 18 cm. ; circonf. H. 16 cm.; capacité 125 cm. cub. Épaisseur maxima 0 cm., 6.

Ventricule : H. 9 cm. 1/2 ; bords 10 cm. 1/2 ; circonf. de la base 18 cm. ; circonf. maxima 21 cm. ; épaisseur 1 cm. 25.

Orifice A. V. G. 6 cm. 1/2.

Cœur droit. — Oreillette : circonf. V. 14 cm. ; circonf. H. 15 cm. ; capacité 105 cm. cubes.

Orifice A. V. D. 13 cm. 1/2; orifice pulmonaire 8 cm.

Orifice aortique 7 cm. 1/2, à 3 cm. au-dessus : circonf. de l'aorte 9 cm. 1/2.

OBS. XXVIII. — *Insuffisance mitrale, avec rétrécissement très serré.* (D'après Peacock. Empruntée à la *Thèse de Pelvet*, p. 136, Paris, 1867.)

Homme de 36 ans. Douleurs précordiales et dyspnée depuis 3 ans ; toux, quelques hémoptysies ; 28 mois avant sa mort hémiplégie gauche. Bruit de râpe systolique à la pointe ; pouls faible, irrégulier.

AUTOPSIE. — Ramollissement cérébral.

Cœur. — P. 550 gr. ; cavités droites dilatées ; hypertrophie du ventricule. Hypertrophie et dilatation du ventricule gauche ; valvules aortiques rugueuses et presque cartilagineuses, sans insuffisance.

L'oriflce A. V. G. est réduit à une simple fente de 1 cm. 1/4 de diamètre ; les bords de cette ouverture et les parois des valvules sont considérablement épaissis et rigides ; les cordons tendineux indurés et raccourcis ; les colonnes charnues hypertrophiées ; l'oreillette gauche épaissie et dilatée ; l'endocarde qui la tapisse épais et opaque.

L'*appendice* de cette cavité (gauche) était notablement dilaté et formait une tumeur oblongue de 7 cm. 1/2 de longueur, sur 3 cm. de profondeur ; elle était séparée par une cloison distincte du reste de l'oreillette, et fa sait saillie au-devant de la base du cœur ; les parois de cette tumeur étaient formées d'un tissu fibreux blanchâtre et dense qui ne conservait que très faiblement l'apparence musculaire ; la membrane interne était fortement épaissie. La tumeur était remplie par des caillots solides, décolorés et lamelleux. L'ouverture de communication avec l'oreillette n'avait plus qu'un cm.1/2 et était complètement fermée par un caillot fibrineux solide.

OBS. XXIX. — *Insuffisance mitrale.* (Naunyn ; citée par Balfour In *Edinburg med. J.* 1882, XVIII, p. 193.)

Souffle systolique au niveau du deuxième espace intercostal gauche. Matité. Battements présystoliques.

A l'autopsie : des aiguilles enfoncées au niveau du point où le souffle était maximum sont trouvées implantées dans l'auricule gauche. Cet appendice est très dilaté, entoure l'artère pulmonaire et s'étale à la face antérieure du cœur.

Obs. XXX. — *Rupture de la valvule mitrale ; insuffisance et consécutivement rétrécissement mitral. Insuffisance tricuspide* (Service de M. le professeur Lépine.)

38 ans. Cultivateur. La rupture remon'e à 2 ans et 1/2.

Autopsie. — *Cœur*, 600 gr. ; le cœur droit est très hypertrophié, sa paroi très épaisse. L'oreillette gauche est encore plus large que la droite. L'orifice mitral ne laisse passer que le bout du doigt ; l'orifice tricuspide est dilaté.

Oreillette gauche : circonf. v. 18 cm. ; circonf. horiz. 16 cm.1/2 ; capacité, 120 cm. cubes.

Orifice mitral, 5 cm. 1/2 de circonf.

Oreillette droite : circonf. v. 14 cm. ; circonf. h. 17 cm. ; capacité, 110 cm. cubes.

Orifice tricuspide, 13 cm.

Orifice aortique 7 cm. ; orifice pulmonaire 8 cm.

Obs. XXXI. — *Insuffisance et rétrécissement mitral.*

Femme de 72 ans, entrée le 21 novembre 1884 dans le service de M. le professeur Lépine.

Palpitations depuis 6 mois, à la suite d'émotions ; un mois après œdème, hémoptysie. — Hypertrophie cardiaque ; souffle en jet de vapeur à la pointe ; ultérieurement, on ne l'entend qu'en dehors de la pointe. Pouls petit, irrégulier, beaucoup d'albumin·. Etat cholériforme. 200 battements.

Autopsie le 22 janvier 1884. Poumons œdématiés, emphysémateux.

Cœur feuille morte, 330 gr.

Oreillette gauche, 130 cm. cubes.

Orifice mitral, 6 cm. 3/4.

Oreillette droite, 105 cm. cubes.

Orifice A. V. D, 12 cm. 1/4.

Aorte athéromateuse. Pas de dilatation notable du ventricule gauche.

Obs. XXXII. — *Rétrécissement mitral avec dilatation de*

l'oreillette gauche (datant de 20 ans). (Société anatomique ; pré senté par Toledano : *Progrès méd.*, 1875, p. 611.)

Cœur, 565 gr, Périmètre de la base, 28 cm. Largeur (du bord droit au bord gauche), 13 cm. Hauteur du ventricule, 11 cm.

Oreillette gauche : long., 12 cm. ; largeur, 11 cm. ; épaisseur, 4 milim.

L'oreillette et le ventricule droits sont dilatés ; le ventricule gauche l'est un peu. L'oreillette a la forme d'une vaste poche dont le volume est égal à la moitié du volume total du cœur.

On n'a pas observé pendant la vie de symptôme indiquant une dilatation de l'oreillette gauche plutôt que celle de toute autre partie du cœur.

Obs. XXXIII. — *Rétrécissement mitral.(Transactions of the Path. Soc. of London* ; due à Leech, t. XXXIII, p. 102, 1881–82).

Femme de 42 ans ; fièvre rhumatismale à 15 ans. A 33 ans. palpitations et œdème quelques années après. Quatre ans avant la mort on diagnostique un rétrécissemnt mitral avec dilatation du cœur. Un an avant la mort, murmure mitral diastolique ou présystoliqne. Souffle vers l'appendice xyphoïde.

Autopsie. — Énorme dilatation de l'oreillette droite ; l'oreillette gauche est très dilatée également. Le ventricule gauche est normal, le droit est un peu dilaté. Les valves tricuspides et mitrales sont épaissies, dures, et il existe un rétrécissement des orifices.

Obs. XXXIV. — *Péricardite ; pleurésie gauche et droite ; endocardite ; insuffisance mitrale et aortique ; symphyse cardiaque.* — Homme, 18 ans, marchand ambulant, entré le 11 janvier 1884 dans le service de M. le professeur Lépine.

Rhumatisme articulaire apyrétique, il y a 6 mois (il est resté 4 mois au lit. Depuis deux mois, les douleurs sont intermittentes. Palpitations depuis 6 mois. Palpitations de nouveau, il y a 8 jours. Bruit de souffle systolique à la pointe ; pas de voussure à l'entrée. Double souffle crural ; le pouls augmenté par l'élévation du bras. Pleurésie gauche. Voussure précordiale et ondulations des parois intercostales. Pas d'albuminurie. Angoisse respiratoire; intelligence nette.

AUTOPSIE le 26 avril, taille 1ᵐ 62.

Symphyse cardiaque totale, cœur colossal; pointe dans le 6ᵉ espace, fort en dehors. Poids avec le péricarde 1 k. 40. Aorte plutôt étroite, non athéromateuse. Dilatation extrême du ventricule gauche qui est un peu hypertrophié. Insuffisance aortique par ratatinement de 2 valves. Un peu d'endocardite ventriculaire gauche. Le ventricule droit est agrandi en hauteur, mais ne paraît pas dilaté à cause de l'énorme refoulement de la cloison ; la paroi donne la sensation de caoutchouc. Les piliers tricuspidiens ne sont pas hypertrophiés.

Foie graisseux.— Poumon gauche très petit, ratatiné; les deux sont très œdématiés, carnifiés.

Cœur gauche, oreillette 70 cm. cubes.

Ventricule : H = 12 cm; bords 12 cm.; circonf. de la base 19 cm ; circonf. maxima 21 cm. ; épaisseur 1 cm. 75.

Orifice auriculo-ventricul. gauche 13 cm. ; orifice aortique 9 cm.

Cœur droit. — Oreillette 85 cm. cubes.

Ventricule : H. 10 cm.; bords 13 cm. circonf. de la base 18 cm.

Orifice A. V. D. 13 cm. ; orifice pulmonaire 9 cm.

OBS. XXXV. — *Fièvre typhoïde. Symphyse cardiaque. Broncho-pneumonie.*

Homme de 32 ans, entré le 2 mai 1884 dans le service de M. le professeur LÉPINE.

Rien dans ses antécédents ne peut expliquer la lésion péricardique trouvée à l'autopsie. Il présente des signes manifestes de dothiénentérie. Au bout de quelques jours on est frappé de la faiblesse du cœur. Ensuite on note une prédominance des signes pulmonaires

AUTOPSIE le 17 mai.

Broncho-pneumonie.

Symphyse cardiaque pouvant dater de plusieurs années. Cœur très flasque ; P. avec le péricarde 370 gr. ; ventricules dilatés.

Cœur gauche. — Oreillette : circonf. V. 10 cm. ; circonf. H. 8 cm. 1/2 ; capacité 40 cm. cubes.

Ventricule : H. 9 cm. ; bord 10 cm. 1/2 ; circonf. 14 cm.

Orifice A. V. G. 10 cm. 1/2; orifice aortique 7 cm.

Cœur droit. — Oreillette : circonf. V. 10 cm. 1/2 ; circonf. H. 12 cm. ; capacité 65 cm. cubes.

Ventricule : H. 7 cm. ; bord 9 cm ; circonf. de la base 16 cm.

Orifice A. V. D. 12 cm. · orifice pulm. 8 cm.

OBS XXXVI. — *Insuffisance aortique; dilatation du cœur droit.*

Homme de 35 ans, tanneur, très robuste, entré le 26 décembre 1883 dans le service de M. le professeur LÉPINE.

Alcoolisme depuis 15 ans; signes cardiaques depuis 1876 (vertiges, oppression); œdème des pieds en 1878. Pseudo-angine de poitrine ; hémoptysies.

Double souffle; pas de retard carotidien ; double souffle crural. Foie volumineux ; pouls irrégulier; pleurésie gauche ; anasarque généralisée; veines du cou dilatées; albuminurie à la fin.

AUTOPSIE le 9 mars. Poumons congestionnés; pleurésie droite ; adhérences pleurales gauches. Foie 2 kilogr.

Cœur pesant un kilogr. Dilatation du ventricule gauche et de l'oreillette droite qui est colossale; hypertrophie des 2 ventricules, pas des piliers. Pas d'endocardite. Les valvules de l'aorte sont saines. C'est seulement au-dessus que l'aorte devient très athéromateuse, sa surface interne est boursoufflée ; la circonf. de l'aorte est de 11 cm. 1/2. L'aorte abdominale n'est pas athéromateuse. Circonf. au niveau des A rénales 4 cm. ; circonf. de l'artère iliaque primitive 4 cm.

Insuffisance énorme par l'épreuve de l'eau.

En résumé : *insuffisance aortique par dilatation athéroma-*

teuse de la crosse de l'aorte. Myocarde un peu pâle, nullement scléreux; orifice tricuspide très dilaté.

Cœur gauche.— Oreillette 60 cm. cubes. Circonf: H. 17 cm.; circonf. V. 14 cm.; épaisseur 0 cm. 5.

Ventricule, H. 13 cm.; bord. 14 cm.; circonf. basale 17 cm.; circonf. maxima 20 cm. 1/2.

Circonf. des artères coronaires 1 cm. 2; circonf. de la grande veine coronaire 2 cm. 75.

Orifice A. V. G. 13 cm; orifice aortique 10 cm.

Cœur droit. — Oreillette 175 cm. cubes; circonf. V. 17 cm; circonf. H. 22 cm.

Ventricule, H. 10 cm.; bords 15 cm.; circonf. basale 18 cm.; épaisseur 1 cm.

Orifice A. V. D. 14 cm.; orifice pulm. 9 cm.

Obs. XXXVII.— *Athérome aortique ; insuffisance aortique ; emphysème, bronchite.*

Homme de 48 ans, entré le 10 fév. 1884, dans le service de M. le prof. Lépine.

Pas d'alcoolisme; battements de cœur depuis 2 ans; surtout depuis un an; œdème depuis 6 mois. Respiration exclusivement diaphragmatique. Pouls de Corrigan; double souffle à la base, signes d'emphysème et de bronchite; urine non albumineuse. Elle le devient définitivement après l'application d'un vésicatoire. Galop du cœur droit; crachats purulents, rouillés.

Autopsie le 3 mars. — Taille 1 m. 70.

Poumon droit; hépatisation pseudo-lobaire récente dans son bord antérieur (infarctus). Mêmes lésions à gauche.

Cœur de bœuf : hypertrophie énorme; insuffisance aortique par déformation athéromatheuse calcaire des valvules aortiques. La crosse de l'aorte est excessivement athéromateuse avec plaques saillantes. Poids du cœur 710 gr. Dilatation du ventricule gauche.

Cœur gauche. — Oreillette 75 cm. cubes; épaisseur maxima 0 cm. 75. Circonf. V. 17 cm.; circonf. H. 14 cm.

Ventricule : H. 10 cm. ; bords 11 c. ; circonf. de la base 13 cm. ; circonf. maxima 16 cm. ; épaisseur 2 cm. 25.

Orifice A. V. G. 11 cm. ; orifice aortique 8 cm. 1/2. ; circonf. de l'aorte à 5 cm. au-dessus de l'orifice, 12 cm. 1/2, et 0 cm. 30 d'épaisseur ; circonf. 4 cm. 1/2 à sa bifurcation.

Artère coronaire athéromateuse ; circonf. 1 cm.

Cœur droit. — Oreillette 105 cm. cubes. Circonf. **V.** 16 cm. ; circonf. H. 15 cm.

Ventricule : H. 9 cm. ; bords 11 cm. ; circonf. de la base 21 cm. ; épaisseur 0 cm., 75.

Orifice A. V. D. 14 cm. 1/2 ; orifice pulmonaire 8 cm.

Obs. XXXVIII. — *Dilatation du cœur; arythmie.*

Homme de 62 ans, commissionnaire, entré le 28 mars 1884, dans le service de M. le professeur Lépine.

Alcoolisme, tabagisme. Douleurs rhumatismales il y a dix ans. Palpitations depuis deux mois ; il prend de la digitaline depuis deux mois sans interruption. Bigémination, anasarque, orthopnée ; veines du cou grosses, sans battements. Souffle à l'appendice xyphoïde ; pointe dans le sixième espace. Pas d'albumine ; délire.

Autopsie le 5 avril. — Taille 1 m. 59.

Poumons œdémateux.

Cœur 720 gr. ; ventricule gauche en besace ; parois peu épaisses ; valves saines à l'orifice mitral.

Ventricule droit peu dilaté ; dilatation de l'orifice A. V. D., d'où insuffisance.

Cœur gauche. — Oreillette 125 cm. cubes.

Ventricule : H. 10 cm. ; bords 12 cm. ; circonf. basale 13 cm. 1/2 ; circonf. moyenne, maxima 20 cm. ; épaisseur 1 cm. 1/2.

Orifice aortique 7 cm. 1/2 ; orifice A. V. G. 11 cm. 1/4.

Cœur droit. — Oreillette 185 cm. cubes.

Ventricule H. 10 cm. ; bords 11 cm. 1/2 ; circonf. basale : 19 cm. 1/2.

Orifice A. pulmonaire 9 cm. ; orifice A. V. D. 14 cm.

Circonf. de l'aorte au niveau des A rénales 4 cm. 1/2, circonf. des A. iliaques 3 cm.

Obs. XXXIX. — *Dilatation du cœur; hydrothorax du côté droit.*

Homme de 68 ans, jardinier, entré le 29 février 1884, dans le service de M. le professeur Lépine.

Asystolie : matité à la base du poumon droit ; adhérence de la plèvre gauche ; intermittence du cœur ; pas de souffle.

Autopsie le 3 mars. — Confirmation du diagnostic au point de vue de l'état des poumons. Foie muscade 1.320 gr.

Reins sains 340 gr. Aorte non athéromateuse.

Cœur dilaté 460 gr.; dilatation de l'orifice A. V. D.

Oreillette *gauche* 85 cm. cubes. Circonf. verticale 14 cm ; circonf. horizontale 15 cm.

Ventricule : H. 7 cm. ; bords 9 cm. ; circonférence de la base 15 cm. ; circonf. maxima 19 cm. ; épaisseur 1 cm. 1/2.

Orifice A. V. 12 cm. ; orifice aortique 8 cm.

Oreillette *droite* 135 cm. cubes ; circonf. verticale 13 cm. 1/2, circonf. horizontale 18 cm.

Ventricule : H. 7 cm. ; bords 10 cm. ; circonf. de la base 17 cm. ; épaisseur 0 m. 6.

Orifice A. V. 14 cm., orifice A. pulm. 9 cm.

Obs. XL — *Pleurésie ; congestion pulmonaire.*

Homme de 71 ans, entré le 25 janvier 1884 dans le service de M. le professeur Lépine.

Très robuste ; tousse depuis le commencement de l'hiver ; oppressé depuis 15 jours ; refroidissement; point de côté, frissons, crachats sanguinolents. A la base gauche : matité, souffle tubaire ; voix de jeton ; crachats muco-purulents ; tympanisme sous-claviculaire. Rentré le 13 mars. Souffle aux deux bases ; diminution des vibrations à gauche.

Autopsie le 22 mars. — Taille 1 m. 61.

Poumons *emphysémateux ;* congestion pulmonaire ; pleurésie double.

Cœur 665 gr. ; hypertrophie, mais surtout dilatation en besace du ventricule gauche ; dilatation de l'orifice fibreux mitral. Le ventricule droit est hypertrophié, donne la sensation de caout-chouc. Muscle coloré ; pas d'endocardite. Pas d'athérome des artères coronaires ; leur circonf. est de 1 cm. 25.

Aorte très peu athéromateuse au niveau de la crosse seulement ; sa circonf. au niveau des rénales est de 5 cm. 1/2. ; circonf. des artères iliaques primitives 4 cm.

Cœur gauche. — Oreillette 135 cm. cubes.

Ventricule : H. 11 cm. ; bords 11 cm. 1/2 ; circonf. de la base 13 cm. : circonf. maxima 18 cm. ; épaisseur 2 cm.

Orifice A. V. G. 11 cm. 1/2 ; orifice aortique 9 cm.

Cœur droit. — Oreillette 155 cm. cubes.

Ventricule : H. 10 cm. ; bords 12 cm. 1/2 ; circonf. de la base 15 cm. ; épaisseur 1 cm.

Orifice A. V. D. 13 cm. ; orifice pulm. 9 cm.

C. Obs. XLI. *Emphysème ; bronchite purulente ; dilatation du cœur droit.* Homme de 50 ans, voiturier, entré le 9 mars dans le service de M. le professeur Lépine.

Il est constamment malade depuis près de 20 ans. Thorax soudé, mains cyanosées ; dilatation du cœur droit ; bruit de galop ; pouls bulbaire ; albuminurie. Bronchite purulente ; œdème des membres inférieurs.

Autopsie le 23 mars. Taille 1 m. 60.

Poumons congestionnés, emphysémateux. Broncho-pneumonie à la base gauche ; bronche dilatée, pleine de crachats, ayant perdu son élasticité.

Reins et foie cardiaques.

Cœur, 570 gr. ; hypertrophie du ventricule droit ; sensation de caoutchouc. Ventricule gauche hypertrophié et un peu dilaté en besace.

Cœur gauche. Oreillette 95 cm. cubes.

Ventricule : H. 8 cm. 3/4 ; bords 10 cm ; circonférence de la base 15 cm, ; circonférence maxima 18 cm. ; épaisseur 2 cm.

Orifice A. V. G. 11 cm. 1/4 ; orifice aortique 8 cm.

Circonférence de l'artère coronaire 1 cm.

Cœur droit. Oreillette 140 cm. cubes :

Ventricule : H. 9 : bords 12 cm. ; circonférence basale 17 cm. ; épaisseur 0 cm. 75.

Orifice A. V. D. 13 cm. ; orifice A. pulmonaire 10 cm.

Aorte non athéromateuse ; circonférence au niveau des A. rénales 4 cm.

Obs. XLII. — *Emphysème ; bronchite purulente ; broncho - pneumonie.* Femme de 55 ans ; tisseuse, entrée le 27 mars 1884 dans le service de M. le professeur Lépine.

Toux pendant l'hiver depuis 4 ans ; aggravation depuis 8 jours ; matité à droite. Aux deux bases, râles sous-crépitants, sans souffle. Beaucoup d'albumine ; cyanose ; crachats très purulents ; galop du cœur droit.

Autopsie le 6 avril 1884. Taille 1 m. 50.

Poumons extrêmement emphysémateux. Aux deux bases broncho pneumonie ; au sommet, tubercules fibreux ; tubercules crétacés préaortiques.

Cœur 380 gr., un peu hypertrophié ; ventricule droit de caoutchouc ; très léger rétrécissement de l'orifice mitral qui présente quelques légères nodosités sur les valvules.

Cœur gauche. Oreillette, 80 cm. cubes.

Ventricule : H. 9 cm. 1/2 ; bords 10 cm. ; circonférence basale 11 cm. 1/2 ; épaisseur 2 cm. 1/2.

Orifice A. V. G. 9 cm. 1/2. Orifice aortique 7 cm.

Cœur droit. Oreillette 110 cm. cubes.

Ventricule : H. 7 cm. ; bords 9 cm. ; circonférence basale 17 cm. 1/2 ; épaisseur 0 cm. 75.

Orifice A. V. D. 13 cm ; orifice A. pulmonaire 9 cm.

Obs. XLIII. — *Abcès du foie ; cachexie; emphysème pulmonaire très accentué.*

Homme de 58 ans, forgeron, entré le 30 janvier 1884 dans le service de M. le professeur Lépine.

Se dit malade seulement depuis six semaines ; à ce moment, perte de l'appétit, des forces; il remarque l'existence d'une tumeur dans le flanc droit. Pâleur, cachexie, tumeur fluctuante au bord inférieur du foie qui descend très bas. Ponction ; pus. — Ouverture large par les caustiques. Sang pâle, mort par adynamie.

Autopsie le 19 février. Foie volumineux, 2 kil. 300 gr. — Vers la face convexe, on trouve deux autres collections purulentes inaccessibles.

Poumons très emphysémateux, anthracosiques.

Cœur petit, comparativement au calibre considérable de l'aorte et de l'artère pulmonaire, poids, 250 gr. Athérome de la crosse de l'aorte.

Cœur gauche : Oreillette, 75 cm. cubes; circonf. v., 13 cm.; circonf. H., 10 cm. 1/2 ; épaisseur maxima, 0 cm. 3.

Orifice A. V. G., 11 cm. ; orifice aortique, 8 cm. 1/2.

Aorte : Circonf. à 5 cm. au-dessus 10 cm.

Épaisseur du ventricule, 1 cm. 3 ; circonf. de l'A. coronaire, 1 cm.

Cœur droit : Oreillette 100 cm. cubes ; circonf. H., 12 cm. 1/2 ; circonf. V., 11 cm. 1/2.

Orifice A. V. D., 12 cm. 1/2 ; orifice de l'A. pulm., 8 cm.

Obs. XLIV. — *Emphysème, broncho-pneumonie des deux bases.*

Homme de 66 ans, teinturier, entré le 14 février 1884 dans le service de M. Lépine.

Jamais de rhumat. ; malade depuis 3 ans; il maigrit depuis deux ans, et surtout depuis quelques mois. Émaciation, pâleur. Œdème des avant-bras, thorax soudé. Matité au sommet gauche surtout et à la base droite. Respiration obscure; crachats purulents. Diminution des vibrations à la base droite. Pouls large, irrégulier, sans tension ; frémissement à la pointe. *Sang rouge ,* pas d'albuminurie.

AUTOPSIE le 27 février. Adhérence des deux poumons. Les deux bases présentent une broncho-pneumonie assez étendue; emphysème.

Cœur : hypertrophie du ventricule gauche ; *ventricule droit très petit ; les oreillettes sont dilatées.*

Cœur gauche : oreillette, 70 cm. cubes ; circonf. V., 13 cm. ; circonf. H., 12 cm.

Ventricule : H., 8 cm. ; bords, 9 cm.; circonf. basale, 13 cm. 112; épaisseur, 1 cm. 1/2.

Orifice A. V. G., 10 cm. ; orifice aortique, 7 cm.

Circonf. des A. coronaires, 1 cm. 2.

Cœur droit : Oreillette, 95 cm. cubes ; circonf. V., 12 cm. ; circonf. H., 14 cm.

Ventricule : H., 6 cm. ; bords, 6 cm. 1/2; circonf. de la base, 15 cm.; épaisseur, 0 cm. 40.

Orifice A. V. D., 13 cm . ; orifice pulmonaire, 7 cm.

OBS. XLV. — *Emphysème. Anthracose des sommets.*

Femme de 56 ans, entrée le 10 mai 1884 dans le service de M. le professeur LÉPINE.

Tousse depuis un an ou deux; elle entre pour un tremblement qui date de 6 mois ; il affecte les membres du côté gauche et présente les caractères du tremblement de la paralysie agitante. Souffle aux deux sommets, surtout à gauche. Signes d'emphysème. Émaciation.

AUTOPSIE. Taille, 1ᵐ 50.

Poumons très emphysémateux ; adhérences pleurales aux deux sommets ; anthracosis sans véritable pneumonie interstitielle.

Athérome aortique ; dilatation de la crosse.

Cœur flasque, 300 gr. Oreillettes dilatées; ventricule droit un peu dilaté, donnant un peu la sensation du caoutchouc.

Cœur gauche. Oreillette, 60 cm. cubes.

Ventricule : H., 8 cm. cubes 1/4; bord, 9 cm. ; circonf. de la base, 15 cm. ; épaisseur, 1 cm.

Cœur droit. Oreillette, 80 cm, cubes.

Ventricule : H., 7 cm. 1/2 ; bord, 9 cm. 1/2; circonf. de la base, 17 cm.

Obs. XLVI. — *Mal de Bright; cœur de Traube.*

Homme de 47 ans, portefaix, entré le 29 novembre 1883 dans le service de M. le professeur Lépine.

Alcoolisme. Toux pendant l'hiver ; toux depuis trois semaines. Cyanose, œdème dur; submatité à droite en arrière du thorax ; râles nombreux dans les deux poumons. Bruit de galop au cœur ; pouls petit. Beaucoup d'albumine. Les crachats deviennent purulents. Fièvre ; à la base droite, symptômes de pleurésie, sans œgophonie. Longue durée de cet état. Adynamie.

Autopsie le 16 fév. 1884.

Reins : néphrite interstitielle ; foie graisseux.

Cœur de Traube, poids 540 gr. ; la paroi du ventricule droit donne la sensation du caoutchouc, elle n'est pas très épaisse; tandis que la paroi du ventricule gauche est considérablement épaissie. Le muscle est un peu jaunâtre, de consistance normale. Les cavités ventriculaires ne sont pas sensiblement dilatées, non plus que les oreillettes.

Cœur gauche. Oreillette 40 cm. cubes ; circonf. V. 11 cm. ; circonf. H. 10 cm. ; épaisseur maxima 0 cm. 5.

Epaisseur de la paroi ventriculaire 2 cm. 10. Circonf. des art. coronaires 1 cm. 1/4.

Orifice A. V. G. 9 cm. 3/4. Orifice aortique 7 cm.

Cœur droit. Oreillette 75 cm. cubes; circonf. H. 12 cm. ; circonf. V. 12 cm.

Orifice A. V. D. 13 cm. 1/2. Epaisseur du ventricule 0 cm. 5. Circonf. de la veine cave sup. 5 cm. 75; de la veine cave inf. 8 cm. ; des veines pulmonaires 8 et 4 cm.

Obs. XLVII.— *Athérome artériel. Hypertrophie cardiaque. Emphysème pulmonaire. Néphrite sénile.*

Homme de 36 ans, voyageur de commerce, entré le 18 janvier 1884 dans le service de M. le professeur Lépine.

Malade depuis 3 ans à la suite d'un refroidissement. Toux, oppression, œdème.

Bouffissure. Cœur irrégulier, avec bruit de galop ; pouls plein ; sonorité emphysémateuse des poumons. Diarrhée.

Autopsie le 28 janv. 1884. Poumons fortement congestionnés, emphysémateux. Néphrite sénile.

Cœur de Traube, 580 gr. Valvules saines ; un peu de dilatation et surtout d'hypertrophie du ventricule gauche.

Oreillette gauche 90 cm. cubes ; circonf. V. 14 cm ; circonf. A. 14 cm.

Orifice A. V. G. 9 cm. 1/2 ; orifice aortique 7 cm.

Oreillette droite 75 cm. cubes ; circonf. V. 13 cm. , circonf, H. 15 cm.

Orifice A. V. D. 12 cm.

Obs. XLVIII. — *Néphrite subaiguë ; probablement consécutive à un catarrhe vésical.*

Homme de 21 ans, chaudronnier, entré le 28 fév. 1884 dans le service de M. le professeur Lépine.

Le début de sa maladie semble remonter à l'été précédent ; albuminurie abondante. Pouls petit, régulier, 92 ; pas de troubles cardiaques. Le 15 mars, érésipèle suivi de phlegmon diffus de la jambe ; coma ; disparition de l'œdème.

Autopsie le 23 mars. Taille 1^m,78.

Reins 310 et 250 gr. Dilatation de la vessie et des bassinets. Néphrite.

Aorte mince et très étroite dès la crosse (étroitesse congénitale). circonf. au niveau des A. rénales 3 cm. 1/4.

Cœur 375 gr. ; très flasque ; ventricules gauches à parois très amincies, en forme de besace. Ventricule droit relativement petit, non dilaté.

Orifices sains, sauf la partie sup. des valves mitrales qui présentent des végétations.

Cœur gauche. Oreillette 45 cm. cubes.

Ventricule : H. 9 cm.; bords 11 cm.; circonf. de la base 12 cm.; circonf. maxima 16 cm.; épaisseur ventricul. 1 cm.

Orifice A. V. G. 10 cm. 1/2 : orifice aortique 8 cm.

Cœur droit. Oreillette 55 cm. cubes.

Ventricule : H. 9 cm.; bords 9 cm,; périmètre de la base, 13 cm. 1/2, épaisseur 0 cm. 5.

Orifice A. V. D. 13 cm.; orifice A. pulm. 9.

Obs. XLIX. — *Hypertrophie de la prostate; rétention et incontinence d'urine; rein chirurgical.* (Service de M. le professeur Lépine.)

Homme de 63 ans, entré le 25 mars. Depuis 3 mois il a de la dysurie; depuis deux mois de l'incontinence par rétention; jamais d'hématurie; urine trouble, purulente; somnolence; coma.

Autopsie le 15 avril. — Taille 1 m. 70.

Poumons et rate de vieillard.

Le vessie présente à droite un diverticulum pouvant contenir une orange, communiquant par un orifice étroit avec la cavité vésicale. Prostate hypertrophiée; uretères presque oblitérés par l'hypertrophie de leurs parois.

Les reins présentent d'innombrables abcès miliaires; en quelques points les abcès sont cohérents sur l'étendue d'une pièce de 0,50 centimes à 1 fr.

Cœur volumineux, 450 gr.; ayant un peu l'aspect du cœur de Traube. L'augmentation de volume est moins prédominante à gauche; le cœur gauche est dilaté, les oreillettes également.

Cœur gauche. — Oreillette 80 cm. cubes.

Ventricule : H. 8 cm. 1/2; bords 9 cm.; circonf. basale 14 cm.; épaisseur 2 cm.

Orifice A. V. G. 10 cm. 1/2; orifice aortique 7 cm. 1/2.

Cœur droit. — Oreillette 110 cm. cubes.

Ventricule : H. 8 cm.; bords 12 cm. ; circonf. basale 18 cm.; épaisseur 0 cm, 5.

Orifice A. V. D. 13 cm. Orifice pulmonaire 10 cm.

Circonf. des artères coronaires 1 cm.

Aorte au niveau des A. rénales, circonf. 4 cm. ; circonf. des artères iliaques primitives 3 cm.

CHAPITRE IV

DIAGNOSTIC

Les résultats fournis par les moyens cliniques usuels nous paraissent tout à fait insuffisants et nous croyons que le diagnostic de la dilatation des oreillettes est très souvent impossible.

Les cliniciens anglais ont surtout étudié les signes de la dilatation de l'oreillette gauche. Hope nie qu'elle puisse se traduire pendant la vie par des symptômes de quelque valeur. Au contraire Hayden[1] et Walshe[2] admettent qu'un son mat au niveau du deuxième espace intercostal gauche et des pulsations (présystoliques) dans les deuxième et troisième espaces, à 2 cm. 1/2 du bord du sternum, sont des signes de dilatation de l'oreillette gauche. Stokes[3] pense également que l'on peut trouver

---

[1] Hayden. *The diseases of the Heart and Aorta*, 1875, p. 576.
[2] Walshe. *Diseases of the Heart*, 1873, p. 31.
[3] Stokes. *The diseases of the Heart and Aorta*, 1854.

de la matité dans la partie supérieure du côté gauche du thorax.

D'après Balfour [1] le souffle de la chlorose serait dû à la dilatation de l'oreillette gauche ; l'orifice auriculo-ventriculaire dilaté laisserait passer au moment de la systole une onde rétrograde mettant en vibration les parois de l'auricule, « la seule partie du cœur en rapport avec cette paroi ». On trouverait même fréquemment au niveau du deuxième espace intercostal des pulsations (présystoliques) qui en imposeraient quelquefois pour un anévrisme.

Nous admettons difficilement la possibilité de tels faits. Le cœur, examiné *in situ*, se présente par sa moitié droite; le ventricule gauche est sur un plan un peu plus profond; l'oreillette gauche (oreillette postérieure de Cruveilhier) est invisible, et même, quand on écarte le poumon gauche on aperçoit seulement l'extrémité antérieure de son auricule. Ce n'est que lorsque le cœur est déposé sur la table d'amphithéâtre que l'auricule gauche est couchée de front à côté de l'infundibulum comme le veut Walshe.

Cette disposition n'est pas modifiée par la dilatation de l'oreillette; nous avons examiné 30 cœurs pathologiques à ce point de vue; l'oreillette souvent mesurait 130 cm. cubes, et cependant nous ne l'avons jamais vue, pas plus que son auricule, s'avancer au contact de la paroi thoracique, et apparaître après l'incision du péricarde. Nous considérons donc comme très rare le cas dont parle Naunyn (Obs. XXIX).

D'ailleurs il existe dans la littérature médicale un

---

[1] *On diseases of the Heart*, 1882 et *Edinburgh med. J.*, 1882, tome XVIII, p. 289.

grand nombre de faits qui vont à l'encontre de cette
opinion des auteurs anglais. Toledano a montré à la
Société anatomique (v. Obs. XXXII) un cœur présentant
un rétrécissement mitral avec dilatation considérable de
l'oreillette gauche; la lésion datait de vingt ans; on n'avait
constaté pendant la vie aucun symptôme indiquant une
lésion de l'oreillette gauche plutôt que de toute autre
partie du cœur. Homolle a fait remarquer à ce propos[1]
que des cas analogues avaient été communiqués précé-
demment par Andral et Troisier; comme dans le cas de
Toledano, il y avait une matité assez étendue, mais sans
pulsations.

En outre, il est arrivé à des cliniciens éminents de
ponctionner le cœur droit énormément dilaté en croyant
à l'existence d'un épanchement péricardique; l'absence
du choc précordial, l'étendue de la matité, etc., justi-
fiaient complètement leur diagnostic; dans le cas de
Baizeau, l'oreillette a été atteinte, et la mort est survenue
deux heures après l'opération. Comme le plus souvent le
trocart rencontre le ventricule (cas de Roger, Danlos, etc.)
nous ne pouvons que signaler ces faits en renvoyant à la
communication de Roger[2].

Nous sommes porté à admettre que l'existence des
pulsations dont parlent Gibson, Balfour, Walshe et
Hayden, est exceptionnelle. Reste alors l'étendue et la
forme anormale de la matité; cette donnée est précieuse,
mais insuffisante. En effet, le cœur affecte avec les or-

---

[1] *Progrès méd.*,1875, p. 612.

[2] Roger. *Bull. de l'Acad. de méd.*, 1875, p. 1202 et 1259. On trouve la
relation d'un autre fait *in Transactions of the clinical Soc. of London*,
vol. VIII, p. 169).

ganes voisins des rapports assez variables; les poumons
en le séparant de la paroi thoracique réduisent la surface
de matité précordiale à 4 ou 6 cent. (Bouillaud) et peuvent rendre illusoires les résultats de la percussion dans
les cas d'emphysème très accusé.

Le moyen de mensuration indiqué par Baccelli[1] ne
donne que la ligne de séparation des cœurs auriculaire et
ventriculaire ; la percussion seule peut indiquer la limite
des oreillettes et on sait que c'est surtout cette partie du
cœur qui est recouverte par le poumon[2].

Quant à la compression des organes qui sont en rapport avec l'oreillette gauche, c'est-à dire la bronche
gauche (Stokes) ou l'infundibulum (Russell), elle ne se
manifeste jamais assez nettement pour guider le clini-
cien. Cruveillier d'ailleurs niait la possibilité du second
fait[3].

[1] V. Cabal. *Étude sur la mensuration du cœur*. Thèse de Lyon, 1879.

[2] Comme dans quelques cas la percussion peut rendre des services, nous croyons utile de résumer en quelques mots les *rapports des oreillettes :*
1º Prendre un point situé à un cm. en dehors du bord droit de l'appendice xyphoïde ; réunir ce point au point où l'on perçoit le claquement des valvules sigmoïdes pulmonaires (Bondet) ; cette ligne marque la séparation des cœurs auriculaire et ventriculaire ; 2º Une autre ligne menée de la pointe du cœur à l'articulation acromio-claviculaire droite établit la limite du cœur droit et du cœur gauche. Par leur entrecroisement, ces deux lignes forment quatre angles.
Dans l'angle supérieur droit est logée l'*oreillette droite;* elle dépasse le bord droit du sternum et s'éloigne au niveau du quatrième espace de 3 cm. 1/2 ou 4 cm de la ligne médiane. En hauteur, elle s'étend du cartilage de la troisième côte droite à celui de la sixième. A ce niveau, sa surface de matité se continue indistinctement avec celle du foie.
L'angle supérieur gauche contient l'*oreillette gauche*, située plus profon-dément, immédiatement à gauche de la ligne médiane et recouverte en grande partie par le sternum ; au niveau du troisième espace intercostal gauche, elle s'éloigne de 1 cm. ou 2 de cet os. Les orifices A. V. se trouvent immédiate-ment au-dessous de la première ligne (v. fig. 247, Beaunis et Bouchard, *Élém. d'anat.*, 3e éd.).

[3] *Traité d'anat. descriptive*, 2e édit., p. 521.

Nous croyons donc que la dilatation de l'oreillette gauche seule ne peut pas être reconnue le plus souvent. Il en est autrement pour l'*oreillette droite,* grâce aux faits importants dont la méthode graphique a doté la science dans ces dernières années.

On sait depuis les recherches de MM. Potain et François-Franck qu'il se produit normalement, au niveau des jugulaires, un soulèvement présystolique (pouls jugulaire, pouls veineux dit faux) [1]. Ce soulèvement lorsqu'il est exagéré, constitue un bon signe de dilatation de l'oreillette droite ; signe inconstant toutefois, à cause de l'extensibilité des parois de la veine cave supérieure et des troncs brachio-céphaliques dont la dilatation peut compenser en grande partie l'effet de la stase veineuse.

En outre, ainsi que l'a montré M. Marey [2], lorsque la circulation pulmonaire est gênée, à mesure que le cœur droit reste de plus en plus gonflé après des systoles de plus en plus incomplètes, on constate, sur le tracé de la pointe, la disparition du soulèvement présystolique (flot de l'oreillette).

Nous nous écarterions de notre sujet en nous étendant plus longuement sur le diagnostic de la dilatation des oreillettes ; nous avons voulu seulement indiquer quelques lacunes, signaler les découvertes récentes, et montrer, d'après ces données, dans quelle direction s'engagent les recherches cliniques.

---

[1] V. Potain. *Mém. de la Soc. méd. des hôp. de Paris,* 1868 (communication du 24 mai 1867) — et François-Franck. *Comptes rendus de la Soc. de biologie* (2 juillet 1881, 28 janvier 1882), et *Gaz. hebd. de méd. et chir.,* 1882, p. 221 et 255.

[2] Marey. *La circulation du sang, à l'état physiologique et dans les maladies,* 1881.

CONCLUSIONS

1° Le cœur des phtisiques peut être atrophié en totalité comme l'admettait Laënnec; ses cavités sont souvent diminuées de moitié. Toutefois on observe un peu plus fréquemment l'atrophie du cœur gauche seul, le cœur droit étant normal ou dilaté, tout à fait exceptionnellement hypertrophié.

2° L'atrophie s'explique par la diminution de la masse sanguine. La dilatation, relative ou réelle (toujours peu marquée) du cœur droit, par la gêne apportée à la circulation pulmonaire et par l'affaiblissement du muscle cardiaque; une condition favorable est l'hydrémie coexistant avec un certain volume de la masse sanguine.

3° Les diverses cachexies ont sur le cœur la même influence que la phtisie ; l'atrophie du ventricule est plus marquée dans la carcinose, l'atrophie des oreillettes un peu plus dans la phtisie.

4° Les lésions des orifices cardiaques, les lésions pulmonaires chroniques non cachectisantes, les néphrites interstitielle et chirurgicale, peuvent doubler et quelquefois tripler la capacité des cavités auriculaires.

Tandis que les oreillettes sont très dilatées, on trouve fréquemment les ventricules sensiblement normaux ; dans quelques cas, l'oreillette gauche est atrophiée, et les autres cavités dilatées ; les cavités cardiaques sont donc, à notre point de vue, assez indépendantes les unes des autres.

La néphrite amyloïde influence le cœur à la manière des cachexies.

FIN

TABLE DES MATIÈRES

LYON. — IMPRIMERIE PITRAT AÎNÉ, 4, RUE GENTIL

9 782016 172599